肿瘤 CRA、CRC 必备

SUB-Ⅰ带你入门恶性肿瘤基础知识

主　编　龙皆然

副主编　汤安邦

U0397566

东南大学出版社

·南京·

图书在版编目（CIP）数据

肿瘤CRA、CRC必备: SUB–I带你入门恶性肿瘤基础知识 / 龙皆然主编. –– 南京：东南大学出版社，2024.3（2025.3重印）
ISBN 978-7-5766-1141-0

Ⅰ.①肿… Ⅱ.①龙… Ⅲ.①癌 – 基本知识 Ⅳ.①R73

中国国家版本馆CIP数据核字（2023）第248567号

责任编辑：李婧　责任校对：子雪莲　封面设计：毕真　责任印制：周荣虎

肿瘤CRA、CRC必备：SUB – I带你入门恶性肿瘤基础知识
Zhongliu CRA, CRC Bibei: SUB – I Dai Ni Rumen Exing Zhongliu Jichu Zhishi

主　　编：	龙皆然
出版发行：	东南大学出版社
出 版 人：	白云飞
社　　址：	南京四牌楼2号
邮　　编：	210096
网　　址：	http://www.seupress.com
电子邮箱：	press@seupress.com
经　　销：	全国各地新华书店
印　　刷：	广东虎彩云印刷有限公司
开　　本：	890 mm × 1 240 mm　1/32
印　　张：	4.375
字　　数：	117 千字
版 印 次：	2024年3月第1版　2025年3月第3次印刷
书　　号：	ISBN 978 – 7 – 5766 – 1141–0
定　　价：	79.00 元

本社图书若有印装质量问题，请直接与营销部调换。电话（传真）：025-83791830

前言
Preface

在新药临床研究领域中，肿瘤研究是最具挑战性且最引人关注的领域之一。随着科学技术的不断进步，我们对肿瘤的理解也在不断深入，肿瘤临床研究越来越多，从事肿瘤临床研究的临床研究从业者也越来越多，但大部分临床监查员（CRA）、临床研究协调员（CRC）肿瘤学基础与临床知识相对欠缺。

因此，笔者编写了这本书，旨在以助理研究者（SUB-I）的视角为 CRA、CRC 等临床研究从业者讲解关于肿瘤临床试验的医学知识，以便大家更好地理解这一重要领域。

本书内容基于多年的研究和实践经验，涵盖了肿瘤基础知识、最新治疗方法等诸多方面。书中详细介绍了 TNM 分期、RECIST、iRECIST、CTCAE、AE 及 SAE 等 CRA、CRC 入门恶性肿瘤临床试验的必备知识。

为了更好地帮助大家理解，本书还列举了大量案例，希望以此激发读者对肿瘤研究临床知识的兴趣，并为读者提供有关这一领域的实用信息和指导。

当然，随着一个接一个临床试验的开启与结束，数据分析中不同曲线的交叉与分离，DFS、PFS 及 OS 曲线的不断延长，每一年获 FDA/NMPA 批准上市的抗肿瘤新药为广大肿瘤患者及其家庭带来了无限的希望和生命的曙光。

谨以此书向所有入组临床试验的受试者及其家属致敬，他们是新药使用的先行者，也是新药上市的见证者。

同时也感谢所有为临床试验熬夜通宵的 CRC 们，高铁及空中飞人 CRA、项目经理（PM）们，以及文件、化验单签到手软的研究者们。

龙皆然

2023 年 8 月

目录
Contents

第1章　恶性肿瘤的概念与常识

1.1　恶性肿瘤的定义

恶性肿瘤是正常细胞在一些因素比如物理因素中的射线辐射、化学因素中的致癌物质、生物因素中的一些特别病毒的长期作用下，在 DNA 的水平上发生了质变，从而过度活跃，发生异常增殖分化的现象。

那么什么叫异常增殖分化？

大家高中生物课都学过，正常的细胞经过有丝分裂由一个变成两个，两个变成四个……随着细胞不断生长，所有细胞你挨着我、我挨着你，当它们铺成了一个平面时就不再长了，这叫作接触抑制。这就好比我们的手背被刀划破了，形成了一道伤口，在伤口愈合的过程中，只要这个伤口长齐、长平了，这部分皮肤细胞就不会再长了，这就叫作接触抑制，是正常细胞的一种特性。

同时大家也学过细胞周期的概念。简单来说，细胞周期就是细胞产生、长大、发挥功能，然后慢慢地衰老，最终死亡的过程。

而对于肿瘤细胞来说，虽然它也通过有丝分裂增殖，但是它没有接触抑制。哪怕你挨着我、我挨着你，所有细胞都已经铺平长满一个平面，肿瘤细胞依然会不停地长，而不会正常地凋亡，这就是异常增殖分化。这种增殖既不符合生理要求，也不受正常的细胞周期调控机制的控制，是恶性肿瘤最明显的特征。

1.2　肿瘤的分类

按生长特点和对身体的危害性，肿瘤可以分为三类：良性肿瘤、恶性肿瘤以及处在良性和恶性之间的交界瘤。

按组织来源，肿瘤可以分为上皮组织肿瘤、间叶组织肿瘤、淋巴造血组织肿瘤、神经组织肿瘤、性索和生殖细胞肿瘤、胚胎残余组织肿瘤、神经内分泌肿瘤以及来源未定肿瘤等类型。

临床试验中，临床监查员(clinical research associate, CRA)、临床研究协调员（clinical research coordinator, CRC）会发现有些肿瘤叫"癌"，有些叫"肉瘤"。那么如何区分它们呢？

来源于上皮组织的恶性肿瘤通常描述为"××癌"。上皮组织是覆盖在身体表面和内脏器官内壁的组织，如皮肤、黏膜、腺体等。常见的癌包括肺癌、乳腺癌、结肠癌等。

来源于间叶组织的恶性肿瘤通常描述为"××肉瘤"。间叶组织指胚胎发育过程中由中胚层的间充质分化形成的组织，包括成骨细胞、软骨细胞、脂肪细胞、肌肉细胞、纤维细胞等。常见的肉瘤包括骨肉瘤、横纹肌肉瘤、脂肪肉瘤等。

1.3　恶性肿瘤的高危因素

中国地大物博、幅员辽阔，不同的地区有不同的民俗习惯、饮食习惯和生活习惯。这些不同的生活方式造成了不同地区肿瘤发病情况会有不同，甚至有显著差异。

因此，如果研究某一个肿瘤的治疗，首先要了解该瘤种在哪一片地区发病率比较高，然后尽量地把研究中心设置在该瘤种发病率和患病率比较高的地区。这样项目的受试者筛选、入组可能会推进得比较顺利。

恶性肿瘤的高危因素

● 胃癌：幽门螺杆菌感染、食用腌制食品、胃溃疡。

● 食管癌：进食过热食品、缺乏硒元素。

● 贲门癌：不规律饮食、吃夜宵、反流性食管炎。

● 肺癌：吸烟、二手烟、雾霾、粉尘、石棉接触史。

● 肝癌：病毒感染、肝炎、酗酒。

● 甲状腺癌：放射线辐射。

● 宫颈癌：病毒感染、卫生条件差、冶游史。

● 直肠癌：饮食结构不平衡、不规律排便习惯。

● 胰腺癌：吸烟、肥胖、酗酒、慢性胰腺炎。

1.4 恶性肿瘤的常见症状

关于恶性肿瘤的症状，大家可能普遍有一个认知的误区，就是恶性肿瘤的症状和它的 TNM 分期，以及所谓的早期、中期、晚期的病情直接相关。

然而症状轻重与肿瘤分期的早晚并不是直接相关的，并不是症状越重，肿瘤分期就越晚。

其实恶性肿瘤症状的有无以及症状的轻重程度，与肿瘤发生的位置、大小以及是否侵犯周围组织比如神经、血管、重要脏器的关系其实更为密切。例如，一些晚期肿瘤患者哪怕已经发生了脑转移，颅内出现一个甚至多个转移病灶，但这些病灶并没有压迫功能区域，没有压迫到血管，患者也可能没有任何不适症状。

但是如果肿瘤长在了一个很致命、很关键的位置，哪怕直径只有1~2 cm，也有可能引发明显的症状。例如肺癌，病灶常长在气道内，虽然直径只有 1 cm 左右，但气管内部持续存在这样一个刺激源，患者在肿瘤早期就会出现非常剧烈的咳嗽甚至咯血，更有甚者会咳出一部分肿瘤组织。

因此这里需要向各位 CRA、CRC 强调的是症状与肿瘤分期并不直接相关。

恶性肿瘤原发病灶引发的症状

- 淋巴瘤：发热、盗汗、体重下降、无痛性淋巴结肿大。
- 肾癌：血尿、疼痛、肿块。
- 膀胱癌：无痛间歇性全程血尿、膀胱刺激征、盆腔疼痛。
- 宫颈癌：接触性、不规则阴道出血。
- 子宫内膜癌：阴道出血、阴道排液、疼痛。
- 卵巢癌：下腹部隐痛不适、月经紊乱、消化不良。
- 乳腺癌：乳头溢液、乳头皮肤糜烂、乳房肿物、淋巴结肿大。
- 前列腺癌：尿潴留、血尿、尿失禁、骨痛、骨折。
- 肺癌：刺激性干咳、咯血、胸痛、气促、胸闷、声音嘶哑。
- 食管癌：吞咽哽噎感、异物感，胸骨后疼痛，吞咽困难。
- 胃癌：上腹部疼痛不适、食欲下降、消瘦、乏力、恶心、呕吐、呕血。
- 结直肠癌：排便习惯、性状改变，腹痛，肠梗阻，贫血，消瘦。
- 胰腺癌：上腹部疼痛不适、体重减轻、恶心、黄疸、腹泻。
- 肝癌：腹部不适、黄疸、食欲下降、体重减轻、出血。
- 黑色素瘤：由痣发展而来的"ABCDE"特征、溃疡、不愈。
- 甲状腺癌：颈部无痛性肿物，声音嘶哑，吞咽、呼吸困难。

另外，恶性肿瘤的症状会发生变化。例如消化道肿瘤患者多少都会存在一些消化道方面的不适症状，比如恶心、食欲缺乏，甚至上腹疼痛。如果患者输注了化疗药物、使用了靶向治疗或免疫治疗以后，恶心、呕吐的症状发生了变化，比如说加重了，那么症状的变化是由肿瘤病情引起的还是由药物引起的？是否要记录不良事件（adverse event，AE）？是否要评判 AE 与所用药物的相关性？这其实非常复杂，不能一概而论。

此外，肿瘤除了有一些特定临床症状（比如说肺癌的刺激性干咳，妇科肿瘤的阴道出血，食管癌的进行性吞咽困难）以外，还有一些更普遍但没有特异性的症状，比如体重下降、发热。这些都要在询问病史的时候进行详细记录。

除了原发灶引起的相关不适以外，恶性肿瘤的转移病灶也会引发相关症状。当晚期肿瘤出现远处脏器的转移，不管原发肿瘤为何，只要转移部位相同，都会出现相似症状。比如肾癌的肺转移、甲状腺癌的肺转移以及肠癌的肺转移都是肺转移，会有相似的症状，都会出现胸闷、咳嗽、呼吸困难等不适。又比如，肺癌的肝转移、妇科恶性肿瘤的肝转移以及消化道恶性肿瘤的肝转移都是肝转移，虽然原发肿瘤不一样，但是由于均发生了肝转移，因此会出现共同的症状，如食欲下降、肝区不适、黄疸等等。而且这些转移病灶如果没有随着治疗而被完全消除，就有可能会长期存在。因此这些不适症状也会长期存在，持续 3 个月、半年甚至更久。

恶性肿瘤转移病灶引发的症状
- 脑转移：头晕、头痛、恶心、呕吐、意识／感觉／运动障碍。
- 骨转移：疼痛、骨折、肿块、高钙血症。
- 肺转移：胸闷、咳嗽、呼吸困难、胸痛。
- 肝转移：食欲下降、腹部疼痛不适、黄疸。
- 肾转移：肿物、腰痛、肾功能异常、贫血。

- 胸腔转移：胸闷、不能平卧、胸痛、胸腔积液。
- 腹腔转移：食欲下降、腹胀、肠梗阻、腹腔积液。
- 盆腔转移：排尿困难、下腹坠胀、疼痛、盆腔积液。
- 皮下转移：皮下肿物、破溃不愈、渗血渗液。

最后还有一类恶性肿瘤相关症状，即肿瘤细胞分泌某种激素而导致的副肿瘤综合征。由于恶性肿瘤细胞本身具有一定的分泌激素的功能，并异常分泌了过多的激素，机体会出现相应不适症状。例如，肺癌尤其小细胞肺癌会分泌抗利尿激素，导致患者出现稀释性低钠血症，生化检验结果常常表现为血钠明显降低，经过单一的补钠治疗后疗效欠佳，严重者甚至会出现意识障碍、恶心呕吐等临床表现。

正是由于肿瘤相关症状具有复杂性和多变性，因此在询问患者症状的过程中一定要注意前后对比，动态观察症状的变化。

1.5　本章小结

本章主要介绍了肿瘤的特点。恶性肿瘤细胞无节制地不断生长，在没有进行抗肿瘤药物治疗或者治疗药物耐药的情况下，肿瘤不断长大，出现新发病灶。此外本章还介绍了三类常见恶性肿瘤相关症状：一类是原发病灶引发的症状，另一类是转移病灶引发的症状，还有一类是肿瘤细胞分泌某种激素而导致的副肿瘤综合征。

针对这一章的内容，提出以下两个问题：

问题 1：肺癌患者因咳嗽起病，经过病理活检及全身分期检查，明确了肺癌的诊断，后续进行抗肿瘤的药物治疗后，患者咳嗽症状较前加重。那么，在这个时间节点上，咳嗽症状的变化是由肿瘤变化而造成的还是由抗肿瘤药物导致的? 这个相关性应该如何考虑?

回答: 咳嗽症状在抗肿瘤治疗前就已经存在, 因此用药前的咳嗽症状应该记录为病史, 与肿瘤疾病相关。用药后咳嗽症状加重, 等级提高, 因此需要记录为 AE, 考虑与肿瘤疾病及药物均可能相关。

问题 2: 胃癌的患者在初诊时就伴有食欲下降和体重下降。给予药物治疗后, 患者食欲下降以及体重下降的症状较前进一步加重, 这个时候相关性又应该如何考虑?

回答: 食欲下降及体重下降在用药前已经存在, 故记录为病史。用药后食欲下降及体重下降有进一步加重, 等级提高, 因此需要记录为 AE, 考虑与肿瘤疾病及抗肿瘤药物均可能相关。

第2章　恶性肿瘤的诊断与分期

2.1　恶性肿瘤的诊断

病理学检查是明确诊断恶性肿瘤的金标准。

对恶性肿瘤进行病理分级。根据分化程度，可将其分为高分化、中分化和低分化肿瘤等类型。分化程度越低，往往代表肿瘤恶性程度越高、生物学行为更恶劣、肿瘤生长速度更快，提示肿瘤的预后也越差。

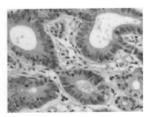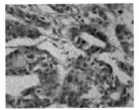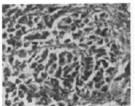

图 2-1　肿瘤细胞病理学样本

临床上，根据病理样本类型，病理学检查可分为细胞学病理、组织学病理两类。

首先来说细胞学病理。顾名思义，细胞学病理是在电子显微镜下观察样本中的细胞，从而通过细胞的形态等来判断细胞良恶性的一种检查方式。

肿瘤细胞取材有多种途径和方式。肿瘤细胞脱离机体后，不可能单个存在并长期存活，通常成团并存在于某种液体里。因此，对于恶性肿瘤合并胸腔积液、腹腔积液、盆腔积液的患者，把浆膜腔积液（或者膀胱癌患者的尿液、肺癌患者的痰液、支气管镜的肺泡灌洗液等）抽取出来，将这些可能存在少量脱落肿瘤细胞的液体经过离心、固定、包埋、切片、染色等一系列操作后，在显微镜下观察，能够在一定程度上辨别良恶性肿瘤，甚至进行肿瘤的分类。

而对于有锁骨上、纵隔内或者是腋下、腹股沟淋巴结肿大的患者，淋巴结的针吸活检也属于细胞学病理检查的范畴。通常，做针吸活检所使用的穿刺针多为细针。

由此可见，细胞学病理检查是在显微镜下通过观察少量肿瘤细胞的形态及染色，根据具体细胞的形态及染色结果来综合判断肿瘤的性质，部分情况下可以进行肿瘤分型、分类。细胞学病理诊断证据的等级没有组织学病理诊断证据的等级高。

细胞学病理的取材方式

- 胸 / 腹 / 盆腔积液脱落细胞学。
- 痰 / 尿液脱落细胞学。
- 支气管镜下肺泡灌洗液。
- 超声引导下淋巴结针吸活检。
- 支气管超声内镜引导下针吸活检（EBUS－TBNA）。
- 阴道镜下宫颈涂片。

组织学病理检查相当于将一整块完整的肿瘤实质取出，其内不仅包含肿瘤细胞，也包含细胞间质，因此组织学病理诊断证据等级最高。

大部分的临床试验都采用组织学病理诊断结果，究其原因就是组织学病理诊断结果比细胞学病理诊断结果更准确。

组织学病理的取材方式其实更多。

首先是手术切除或部分肿物切取。前者是将肿瘤完整地切除，后者是切取肿瘤的一部分。

其次最常见的组织活检就是超声或 CT 引导下肿物的穿刺活检。一般穿刺活检所用的穿刺针多为粗针，与细胞学病理检查所使用的针吸活检的细针完全不同。

涉及临床试验时，一定要明确试验方案规定的病理取材方式以及具体要求。

组织学病理的取材方式

- 手术切取。
- CT/ 超声引导下肿物穿刺活检：粗针、细针。
- 纵隔镜下纵隔淋巴结活检。
- 胸腔镜下胸膜活检。
- 腹腔镜下腹腔肿物活检。
- 阴道镜下宫颈锥切活检。
- 宫腔镜下子宫肿物活检。

那么在进行细胞学或者组织学取材后，病理材料怎么就变成从病理科借出来的染色切片或白片了呢？

如果做液体的脱落细胞学检查，首先静置沉淀和离心（组织学病理不存在这个问题），而后进行固定、脱水，石蜡包埋，包埋后形成蜡块，蜡块再进行切片，就制成了白片。

而临床最常涉及的病理染色切片，就是白片经过苏木精 – 伊红染色（hematoxylin – eosin staining，简称 HE 染色），以及各种免疫组化标记物（marker）染色以后呈现各种紫色、蓝色的花花绿绿的玻片标本，即染色切片。染色切片主要用于最终的病理诊断以及院际病理会诊。

而没有经过染色的白片主要用于免疫组化染色，更重要的是进行后续的基因检测及分子分型。

白片制作过程中的一个比较重要的步骤叫作烤片。用切片机从蜡块上切下一张厚度为 3～5 μm 的蜡片，然后贴在载玻片上，由于没有用盖玻片覆盖，病理组织容易被刮下来脱落。因此为了防止病理组织脱落，加强固定，通过烤片的方法，以高温作用于切片，致使水分蒸发、石蜡熔化并使病理组织牢固粘贴于载玻片上，以便于染色和运输。

而对于用于荧光原位杂交（fluorescence *in situ* hybridization，FISH）检测的病理组织，取材制片后会要求进行挂胶，以保证检测的准确性。

此外需要注意的是对骨病灶的组织活检，比如髂骨穿刺、股骨穿刺或者对某段骨骼切取活检。由于骨骼密度高、质地坚硬、富含钙质，因此在制片的过程中需要进行脱钙处理。在脱钙处理的过程中，在溶剂作用下，肿瘤组织的基因会受到一定的影响，导致后续基因检测容易出现假阴性的结果。因此按照临床试验方案要求需要进行基因检测的标本，必须明确活检组织部位。如果组织活检来自骨病灶（经过脱钙处理后），那需要再三确认该组织的基因检测结果是否认可，有无必要再从原发灶进行组织活检。

病理材料的处理

● 细胞学 / 组织学标本：病理取材经固定→脱水→石蜡包埋（蜡块）→切片后制成的玻片标本。

● 染色切片：经过 HE 染色以及免疫组化染色后的切片，主要

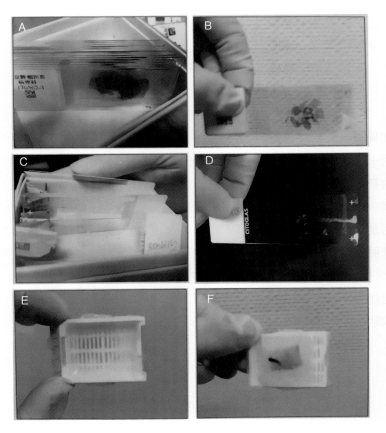

A、B—染色切片； C、D—白片； E、F—蜡片

图 2-2 染色切片、白片与蜡片

用于病理诊断及会诊。

● 白片：未经染色的切片，主要用于免疫组化分型、基因检测、
  分子分型等。

● 蜡块 / 蜡卷：无须固定在玻片上的石蜡包裹的病理学样本。

● 烤片：防止组织标本从玻片上脱落的一种手段。

● 胶片：挂胶的白片，用于 FISH 检测。

● 骨病灶组织活检标本在制片过程中需要进行脱钙处理，故用于基因检测时容易出现假阴性结果。
● 玻璃制品易碎，应妥善保存。

解读病理报告并不像阅读白纸黑字那么简单，报告中暗藏玄机。如果病理明确了诊断，报告常常表述为"考虑为……"或"可诊断为……"；如果病理不能明确诊断，尚需进一步明确诊断或只能作为初步诊断的依据，那么病理报告常常表述为"……可能性大""考虑……可能""不除外……"，通常为了最终明确诊断，会在报告后加一句"建议加做……以明确诊断"；如果根据病理可以明确为非肿瘤病变，病理报告常表述为"可除外……""未见恶性肿瘤细胞"。

在某些特殊情况下，病理标本即使经过各种染色、marker 标记，仍然无法明确其具体分型、分类。那么在必要情况下，会建议再次取活检或者扩大切取病理范围以明确诊断。

2.2 恶性肿瘤的 TNM 分期

恶性肿瘤的 TNM 的分期包括两个方面。首先做病理学检查，明确具体是哪个类型的恶性肿瘤，按照该瘤种对应的分期原则进行分期；其次做全身分期检查，只有全身分期检查足够细致和全面，才能够得到精准的分期结果。一旦漏项，后期才发现，不仅对治疗的疗效分析造成不必要的影响，同时也会给受试者的整体治疗管理带来麻烦。

在涉及临床试验的情况下，会根据临床试验方案要求，对入组前的全身肿瘤分期检查做明确的规定。

至于对某些检查存在禁忌的受试者，可选做其他检查代替。比如体内有金属者或幽闭恐惧症患者，若无法完成核磁检查，可以用增强 CT 代替。同理，对 CT 造影剂过敏的患者可以考虑用增强 MRI 代替。而超声和 X 光检查较少用于全身肿瘤分期检查。

肿瘤根据瘤种的不同，适用各自瘤种的 TNM 分期系统，但 TNM 的含义是共通的。

TNM 的全称是 tumor node metastasis

- T（tumor）：指肿瘤原发灶的情况。随着肿瘤体积和邻近组织受累范围的增加，依次用 T_1 ~ T_4 来表示。
- N（node）：指区域淋巴结（regional lymph node）受累情况。淋巴结未受累时，用 N_0 表示；随着淋巴结受累程度和范围的增加，依次用 N_1 ~ N_3 表示。
- M（metastasis）：指远处转移。没有远处转移者用 M_0 表示，有远处转移者用 M_1 表示。

在无法确认肿瘤有无转移的情况下，可用 x 表示。如 $T_2N_xM_0$，指的就是淋巴结转移的情况尚不能通过现有检查手段明确，有待继续观察，根据后续动态变化来反推淋巴结性质。

在此以非小细胞肺癌为例。其 T 分期主要以肿瘤最大径为 3、5、7 cm 作为分界线，根据肿瘤对周围组织器官的侵犯程度依次用 T_1 ~ T_4 表示。N 分期按照转移淋巴结的位置是在胸腔同侧还是在胸腔对侧，以及有无锁骨上淋巴结依次用 N_1 ~ N_3 表示。M 分期按照转移灶局限在胸腔内还是胸腔外，以及转移病灶单发还是多发，依次用 M_{1a} ~ M_{1c} 表示。

示例：非小细胞肺癌 T 分期

- T_x：未发现原发肿瘤，或者通过痰细胞学或支气管灌洗发现

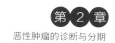

癌细胞，但通过影像学及支气管镜无法发现癌细胞。

- T_0：无原发肿瘤的证据。
- T_{is}：原位癌。
- T_1：肿瘤最大径≤ 3 cm，周围包绕肺组织及脏层胸膜，支气管镜见肿瘤侵及叶支气管以上（未侵及主支气管）。
  - T_{1a}：肿瘤最大径≤ 1 cm。
  - T_{1b}：肿瘤最大径> 1 cm，≤ 2 cm。
  - T_{1c}：肿瘤最大径> 2 cm，≤ 3 cm。
- T_2：肿瘤最大径> 3 cm，≤ 5 cm；侵犯主支气管，但未侵及隆突；侵及脏层胸膜；有阻塞性肺炎、部分肺不张或全肺不张。符合以上任何一个条件即归为 T_2。
  - T_{2a}：肿瘤最大径> 3 cm，≤ 4 cm。
  - T_{2b}：肿瘤最大径> 4 cm，≤ 5 cm。
- T_3：肿瘤最大径> 5 cm，≤ 7 cm；直接侵犯以下任何一个器官，包括胸壁（包含肺上沟瘤）、膈神经、心包；同一肺叶出现孤立性转移性癌结节。符合以上任何一个条件即归为 T_3。
- T_4：肿瘤最大径> 7 cm；无论肿瘤大小，侵及以下任何一个器官，包括纵隔、心脏、大血管、隆突、喉返神经、主气管、食管、椎体、膈肌；同侧不同肺叶内单发或多发转移癌结节。

各位看完后是不是更迷惑了？没关系，肿瘤大小总能看懂。拿过 CT 报告先找肿瘤大小（肿瘤最大径）；然后，在报告中寻找有无上述字眼出现。如果有，按照上述字眼进行 T 分期（这时就不要管肿瘤大小了）；如果没有，依旧按照肿瘤大小进行 T 分期。

举例说明：右肺上叶 5.3 cm×4.5 cm 肿物，周围可见毛刺，伴胸膜牵拉，远端可见部分阻塞性肺不张；另可见右肺下叶散在小结节影，考虑转移。

T 分期：5.3 cm×4.5 cm 是 T_3 的标准；阻塞性肺不张是 T_2 的标准；右肺下叶转移结节与原发的右肺上叶属于同侧不同肺叶，这是 T_4 的标准。所以，按照分期原则，上述病例的 T 分期是：T_4。

示例：非小细胞肺癌 N 分期
- N_x：区域淋巴结无法评估。
- N_0：无区域淋巴结转移。
- N_1：同侧支气管周围及（或）同侧肺门淋巴结以及肺内淋巴结有转移，包括直接侵犯而累及。
- N_2：同侧纵隔内及（或）隆突下淋巴结转移。
- N_3：对侧纵隔、对侧肺门、同侧或对侧前斜角肌及锁骨上淋巴结转移。

其实进行 N 分期比较简单，只要在 CT 报告上找"淋巴结"字眼，然后按照 CT 报告所述的淋巴结情况进行 N 分期即可。

对于纵隔淋巴结，有些读者不知怎样判断它到底是在左侧还是在右侧。这里教大家一个简单的识别方法：一般 CT 报告上出现的"数字＋R/L"的字眼就是在说明这组淋巴结的位置。不管前面的数字，只要有 R/L 出现，就分别按照 right（右）/left（左）来定位；如果只有数字，就记住 10 ~ 14 组都属于 N_1 淋巴结，1 ~ 9 组都属于 N_2 淋巴结。

举例说明：左肺下叶可见 5.3 cm×4.5 cm 肿物，另可见左肺门、纵隔（4L、7 ~ 9组）内数枚肿大融合淋巴结，最大约 1.5 cm×2.0 cm，

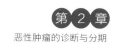

结合病史考虑转移。

N 分期：原发灶位于左肺，所以左肺门淋巴结转移归为 N_1，纵隔淋巴结（4L 在左边，7～9 组属于 N_2 淋巴结）转移归为 N_2。

示例：非小细胞肺癌 M 分期

● M_x：远处转移不能判定。

● M_0：没有远处转移。

● M_1：有远处转移。

　■ M_{1a}：局限于胸腔内，包括胸膜播散（恶性胸腔积液、心包积液或胸膜转移结节）以及对侧肺叶出现癌结节。

　■ M_{1b}：远处器官单发转移灶。

　■ M_{1c}：多个或单个器官多处转移。

相对于 T 分期与 N 分期，进行 M 分期应该最简单易行。只要收集到所有筛选期检查报告，根据报告仔细判断就可以了。M_{1a} 即除了胸部 CT 以外，其他头颅 MRI、骨扫描、腹盆部 CT 均未见转移灶。M_{1b} 即除了胸部 CT 以外，其他任意一份报告有且仅有一个转移灶（例如仅有单发的脑转移，或者仅有单发的肝转移，或者仅有单发的肾上腺转移）。M_{1c} 即转移灶遍布单个或多个器官。

在分别明确各自的 T 分期、N 分期、M 分期后，根据 TNM 分期汇总表（表 2-1），即可得到最终的分期结果。有经验的肿瘤专科医生拿到胸腹增强 CT、头颅 MRI、骨扫描或者全身 PET/CT 检查报告后，当场就可以进行 TNM 分期。但刚接触肿瘤学的医生、CRA 或 CRC 对 TNM 分期不是非常熟悉，需要使用 TNM 分期表来一一对应。

表2-1 TNM 分期汇总

	N_0	N_1	N_2	N_3	M_{1a}	M_{1b}	M_{1c}
T_{1a}	IA1	IIB	IIIA	IIIB	IVA	IVA	IVB
T_{1b}	IA2	IIB	IIIA	IIIB	IVA	IVA	IVB
T_{1c}	IA3	IIB	IIIA	IIIB	IVA	IVA	IVB
T_{2a}	IB	IIB	IIIA	IIIB	IVA	IVA	IVB
T_{2b}	IIA	IIB	IIIA	IIIB	IVA	IVA	IVB
T_3	IIB	IIIA	IIIB	IIIC	IVA	IVA	IVB
T_4	IIIA	IIIA	IIIB	IIIC	IVA	IVA	IVB

2.3 TNM 分期实战案例

以上是 TNM 分期的理论。接下来我们分析几个真实肺癌病例，以更好地掌握 TNM 分期。

病例 1：

胸部 CT：右肺上叶后段可见一团块软组织密度影，较大截面约 96 mm×71 mm。右肺下叶散在模糊小结节，较大者直径达 5 mm，性质待定，建议追查。纵隔 2R、3～5 组、右肺门及左锁骨上区见多发肿大淋巴结，较大者 42 mm×25 mm。双侧胸腔未见积液。

腹盆部 CT：右侧臀部皮下肿物，约 51 mm×41 mm，考虑转移。肝脏 S6 见低强化灶，约 11 mm×9 mm，考虑转移。胆囊结石并慢性胆囊炎。腹、盆腔未见积液。

头颅 MRI：左顶叶多发强化结节，周围可见水肿，大者约 8 mm×6 mm，结合病史考虑转移。

解析：

T 分期：肿物大小 96 mm×71 mm，最大径 > 7 cm，归为 T_4。

N 分期：左锁骨上淋巴结转移，归为 N_3。

M 分期：皮下转移，脑多发转移，归为 M_{1c}。

答案： 临床分期为 $cT_4N_3M_{1c}$、IVb 期。

病例 2：

胸部 CT：右肺中叶见不规则肿物，36 mm×27 mm，累及右肺叶间胸膜，病灶与右肺门淋巴结分界不清，较大的约 12 mm×11 mm。纵隔 7 组、左锁骨上见肿大淋巴结，较大约 20 mm×15 mm。右肺上叶后段可见磨玻璃密度结节，约 13 mm×11 mm，倾向转移。双侧胸腔未见积液。

腹盆部 CT 及头颅 MRI：未见远处转移征象。

解析：

T 分期：肿物大小为 36 mm×27 mm，但同时右肺上叶出现转移结节，为同侧肺内不同肺叶的转移，归为 T_4。

N 分期：左锁骨上淋巴结转移，归为 N_3。

M 分期：未见远处转移征象，归为 M_0。

答案： 临床分期为 $cT_4N_3M_0$、IIIc 期。

病例 3：

晚期肺癌患者初次就诊时通常会伴有不同程度的胸腔积液。肿瘤就像石头一样，胸腔积液就如同水一样，胸腔积液涨起来后就把肿瘤掩盖了，此时做增强 CT，在图像上无法明确分辨肿瘤和积液，会给测量肿物大小带来不便。因此，对于这部分患者，为了缓解胸腔积液造成的胸闷、呼吸困难等不适症状，同时为了明确肿瘤大小、肿瘤分期，往往建议先行胸腔积液引流。待胸腔积液引流干净后，重新完善胸部增强 CT 的检查，才能看到肿物的实际位置关系和具体大小。

以下病例就属于这种情况。

初次胸部 CT 因为大量胸腔积液无法明确肿物大小。待引流胸腔积液后可观察到右肺上叶肿物，大小为 23 mm×9 mm。同时纵隔内多发肿大淋巴结，考虑转移。心包积液。T7、T11 以及胸骨多发高密度影，考虑转移可能。

腹盆部 CT 分期：肝门、腹腔干、肠系膜根部及腹主动脉旁可见多发肿大淋巴结，较大的约 24 mm×15 mm，考虑转移。肝右叶可见低密度结节，最大径 < 5 mm，考虑囊肿。

头颅 MRI：未见转移征象。

解析：

T 分期：肿物大小为 23 mm×9 mm，归为 T_{1c}。

N 分期：纵隔淋巴结转移，归为 N_2。

M 分期：腹腔多发淋巴结转移，胸腔积液，心包积液，胸椎及胸骨多发骨转移，归为 M_{1c}。

答案：临床分期为 $cT_{1c}N_2M_{1c}$、IVb 期。

2.4 本章小结

本章重点是病理学的诊断和 TNM 分期。

接下来讨论一个特殊情况，还有一个小问题留给大家思考。

特殊情况：有时候病理报告描述取材组织存在两种甚至两种以上成分的恶性肿瘤，最常见的就是非小细胞肺癌中的腺鳞癌。

在需要入组临床试验的情况下，临床试验方案会针对这一点做出比较明确的规定和要求。比如非小细胞肺癌临床试验是允许存在两种及以上成分肿瘤的患者入组，还是仅允许存在单一成分肿瘤的患者入组。甚至有些临床试验方案会详细规定，如果患者存在两种及以上肿瘤成分，那么其中腺癌成分、鳞癌成分占比各是多少，是否允许患者存在小细胞肺癌成分等等。

如果该临床试验在设计方案时就非常明确是针对单一成分（鳞癌或者腺癌）的，那么该研究会要求入组患者有非常明确的病理诊断报告。

一个小问题：几乎所有肿瘤相关临床试验都要求筛选期检查在 28 天内完成。为什么不多不少正好是 28 天？这个问题值得大家深入思考。

按照肿瘤的生物学特性，28 天内肿瘤的生长和侵犯可视为处于相对平稳的状态，可以比较准确地反映肿瘤的现状。但是如果超过 28 天，那么原先局限的肿瘤有可能会不同程度地增大，甚至出现新发的转移病灶。这种情况下就需要对全身肿瘤负荷状态重新进行评估，以确保如实反映肿瘤近期大小且没有漏掉任何一处新发病灶。

第3章 恶性肿瘤的治疗

3.1 恶性肿瘤的常见治疗方式

恶性肿瘤的常见治疗方式常分为两类：全身治疗和局部治疗。

全身治疗从字面上看就是抗肿瘤的药物作用于全身各个器官。不管是化疗药物、靶向药物还是免疫治疗药物，经口服或者静脉输液的方式进入血液，血液循环使得药物有效成分分布到全身各个器官，对原发灶及转移灶均可以起到治疗作用。

而局部治疗是只针对某一个区域范围内或者单个器官上的肿瘤进行的治疗。比如手术切除只针对单个器官上的病灶进行处理，至于其他器官上的肿瘤，则无法同时在术中进行大规模切除。同理，介入治疗、放射治疗以及部分浆膜腔内灌注化疗都应归入局部治疗。

而在恶性肿瘤治疗中，根据治疗方法所适用的不同治疗时期，又可将其分为新辅助治疗、辅助治疗、根治性治疗、姑息性治疗、一线治疗、二线治疗、多线治疗等。

新辅助治疗：为了降低手术风险，创造手术根治性切除机会，在手术之前进行的抗肿瘤治疗，基本属于新辅助治疗。

它的意义在于，有一部分局部晚期恶性肿瘤患者在初诊时，如果直接切除肿瘤，手术的风险会比较大，甚至做不到根治性切除，说白了就是可能会"切不下来"或者"切不干净"。为了给这部分患者创造根治性切除肿瘤的机会，在手术前先行化疗、靶向治疗或免疫治疗，使肿瘤尽可能缩小，为后期手术创造机会，降低手术风险，提高完整切除的概率。

辅助治疗：在行根治性切除手术后，为了降低肿瘤术后复发及远处转移的风险，在术后 4 ~ 6 周进行的全身抗肿瘤治疗称为辅助治疗，包括化疗、靶向治疗和免疫治疗。

根治性治疗：有一部分患者由于自身患者基础疾病或其他原因，无法采用手术切除的治疗方式，但肿瘤又未到达晚期，尚有根治性治疗的机会。在非小细胞肺癌患者中，采用同步放化疗、根治性放疗以及介入治疗，都可以达到与手术切除相似的根治率。这类针对肿瘤进行的以根治为目的的治疗，叫作根治性治疗。

姑息性治疗：以上三种治疗方式主要针对早期和中期的恶性肿瘤。对于恶性肿瘤晚期已经发生转移的患者，治疗目的不再是根治肿瘤，而是延长生存期，提高生活质量。通过药物治疗来达到这种目的的治疗方式称为姑息性治疗。

姑息治疗过程中，往往会先选择一种或几种药物联合的治疗方案来治疗，经过一段时间治疗后，肿瘤又再次进展，或者出现了新的转移病灶，提示原有的治疗方案耐药无效了，后续需要再更换调整另一套用药方案。

那么先选择的这一套治疗方案称为一线治疗，待肿瘤进展后再选择的治疗方案称为二线治疗。以此类推，还有三线治疗、四线治疗等。有时候患者在治疗期间可能会采用 7 ~ 8 套用药方案，为了方便表述，简化称为多线治疗。

一线治疗：最开始进行的姑息性抗肿瘤治疗。

二线治疗：在一线治疗过程中，患者出现药物无法耐受的情况或者肿瘤进展（原有药物耐药无效）后，所更换的新的治疗方案就是二线治疗。

三线治疗及多线治疗：同理，如果二线治疗用药后肿瘤再次进展，或者出现药物毒副反应等患者无法耐受的情况而再次更换治疗方案，新的治疗方案称为三线治疗。

维持治疗：比如说原有的治疗方案是使用三种药物（如培美曲塞＋顺铂＋帕博利珠单抗），用药 4 个周期后，肿瘤疗效评价是部分缓解，后续还要坚持用药。后期会把顺铂药物停用，用培美曲塞＋帕博利珠单抗药物继续治疗，这两种药物持续使用的状态称为维持治疗。

在联合用药时，达到一定治疗疗效后，去掉毒性最大的药物，仍然保留两种或一种药物继续治疗，这就称为维持治疗。

3.2 全身治疗

3.2.1 各类全身治疗的区别

全身治疗主要包括化疗、靶向治疗和免疫治疗。

化学治疗：又称为化疗，在各种影视作品中都有涉及化疗的情节，许多患者看过后就对化疗非常抵触，觉得化疗毒副反应很大，会恶心、呕吐、脱发等。

影视作品对化疗的毒副反应会有一定程度的夸张。但是化疗药物作为细胞毒类药物，它的作用机制确实会导致肿瘤细胞以及机体的正常细胞都被杀伤，因此它的毒副反应相对比较大。

尤其对于上消化道、血液系统以及黏膜、毛发等，化疗药物造成的损伤是非常常见的。其中上消化道的毒副反应包括恶心、呕吐、食欲下降；血液系统的毒副反应包括白细胞及中性粒细胞减少、贫血及血小板计数下降；黏膜、毛发的毒副反应包括脱发、口腔溃疡、皮疹、手足综合征等等，尤其在亚裔人群中，这类毒副反应的发生率会更高一些。

但是化疗也有其自身优势。在无法进行靶向治疗和免疫治疗，或者患者已经对靶向药物以及免疫治疗产生耐受的条件下，化疗作为抗肿瘤治疗的重要组成部分，仍然可以发挥很大的作用。同时，化疗作为最基础的抗肿瘤治疗，也可以联合其他药物一起使用，以追求更佳的治疗效果。

靶向治疗：通俗来讲，通过肿瘤组织学或者血液学基因检测发现肿瘤有突变的靶点，针对该靶点进行的抗肿瘤治疗称为靶向治疗。打个比方，靶向治疗就像射击比赛。肿瘤细胞存在特定基因位点的突变或者扩增等，针对该靶点进行"射击"（也就是药物治疗）即靶向治疗。

这样的治疗方式相对于化疗高效低毒。因为精准地针对有基因突变的肿瘤细胞进行杀伤，对机体正常细胞没有过多的伤害，因此靶向治疗的毒副反应相对更小一些，而且绝大部分靶向治疗的药物为口服剂型，患者也更容易接受。

但靶向治疗受限于肿瘤组织或血液学基因检测，只适用于存在基因突变的患者。对于没有基因突变的患者，盲目使用靶向药物往往没有疗效。

免疫治疗：随着近期 PD－L1 及 PD－1 免疫药物获批上市，目前国内外各种免疫治疗药物层出不穷。免疫治疗不同于化疗和靶向治疗，其最大的特点就是这类药物通过调用机体自身的免疫细胞来杀伤肿瘤细胞，这是明显区别于化疗和靶向治疗的。

化疗和靶向治疗都是通过机体静脉输注或者口服药物，让药物的有效成分杀伤肿瘤细胞。但是免疫治疗药物是通过调节机体本身原有的免疫细胞来对肿瘤细胞进行攻击的。

因此，免疫治疗的特点是疗效好的患者往往存在拖尾效应，也就是说一部分接受免疫治疗的患者可以获得很长的疾病缓解时间，甚至在 2～3 年里肿瘤都处于一种静止状态。

免疫治疗在缓解患者病情、延长患者生存期的同时，也带来了它独有的毒副反应。

由于各种原因，机体内部被药物动员的免疫细胞会错误地识别机体细胞，把正常细胞当成肿瘤细胞进行围攻，从而导致机体产生各种各样的免疫相关不良事件（irAE）。最常见的是甲状腺功能异常，其次是免疫相关的各种皮疹，以及比较少见但会致命的免疫相关的肺损伤、肝损伤、胃肠道损伤等等。

3.2.2 化疗

3.2.2.1 化疗的毒副反应

关于化疗的毒副反应，前面已经简述过最常见的三种，分别是上消化道毒副反应、对骨髓造血功能的影响以及对皮肤、黏膜、毛发方面的影响。

其次，在临床中同样高发的毒副反应包括化疗导致的药物性肝损伤、药物性肾损伤等。

例如，非小细胞肺癌化疗中最基础的铂类药物——顺铂，它对肾脏的损伤是比较明确的。因此，在使用顺铂类药物期间需要对患者进行大量的水化，以最大程度减轻顺铂对机体肾功能的影响。

此外，奥沙利铂作为消化道肿瘤的基础化疗药物，它独特的神经毒性也值得重视。奥沙利铂对手足周围神经的影响会导致患者出现手麻、脚麻，如同戴了手套、袜套的感觉，而严重者会出现喉神经感觉异常，引发喉痉挛、窒息感、味觉异常、构音困难等。因此，对于使用奥沙利铂的患者，尤其需要注意嘱咐其保暖，饮用温水，避免接触冷水。

而像紫杉醇、多西紫杉醇、脂质体紫杉醇等紫杉醇类药物，常导致过敏反应，因此在应用紫杉醇类药物前后均会使用不同剂量的地塞米松做预处理。其中紫杉醇的预处理尤为重要，速发型的超敏反应有可能致死，因此地塞米松、苯海拉明、西咪替丁或法莫替丁这类药物的使用必不可少。

对于使用伊立替康的患者，临床上除了需要严密监测血常规动态、观察骨髓抑制的毒副反应外，还需要格外注意患者有无腹泻症状发生。伊立替康导致的迟发性腹泻与中性粒细胞缺乏同时存在时，患者有可能出现休克，尤其当低血容量休克合并电解质紊乱以及 4 度骨髓抑制时，一旦抢救不及时会带来严重的后果，甚至会导致患者死亡。

在淋巴瘤治疗中，阿霉素类药物有心脏毒性，要将阿霉素的给药总量控制在一定剂量范围之内；此外，阿霉素类药物在与环磷酰胺联合用药时，需要给予美司钠预防出血性膀胱炎，同时加强水化利尿。

化疗的毒副反应

- 对骨髓的影响：骨髓抑制（白细胞、红细胞、血小板减少）。
- 对消化道的影响：食欲缺乏、恶心、呕吐、呃逆、腹胀、消化不良。
- 对皮肤、黏膜、毛发的影响：黏膜溃疡、手足反应、甲沟炎、脱发、皮疹（斑疹、丘疹、脱屑、水疱）、色素沉着。
- 对肝肾功能的影响：药物性肝损伤（转氨酶升高）、胆红素升高、药物性肾损伤（血肌酐升高、肌酐清除率下降）。
- 对神经系统的影响：神经毒性（耳鸣、听力下降、手足麻木、棉花手套感、肠道麻痹、喉痉挛），难恢复（永久损伤）。

3.2.2.2　化疗的给药途径

化疗的给药途径主要包括口服给药、静脉给药以及局部胸腔 / 腹腔 / 盆腔 / 鞘内给药。目前临床上以口服和静脉滴注为主要给药途径，局部给药适用于特殊情况。

在这里需要强调的就是一部分静脉输注的化疗药物需要在化疗前或者化疗过程中，甚至化疗后进行药物预处理，目的是减轻化疗药物导致的毒副反应，比如紫杉醇类药物导致的过敏反应、顺铂的肾毒性以及大剂量环磷酰胺导致的出血性膀胱炎等。所以化疗前医嘱核对工作非常重要。

口服给药的化疗药物除了常规按照药品说明遵从空腹或非空腹给药外，更重要的是在多天连续口服药物的情况下，尽量保证每日口服药物的具体时间相同或相近，不要前一天在 8:00 口服药物，到了第二天下午甚至晚上才想起来口服药物，甚至直接漏服药物。这样的服药方式难以维持稳定的血药浓度，可能会给治疗带来一定的影响。

除了之前列举的常见化疗药物需要预处理给药外，尤其需要强调的是，对于淋巴瘤患者、小细胞肺癌患者这类对化疗敏感、疗效好、肿瘤缩小迅速的患者，需要警惕肿瘤溶解综合征。对于预判有可能出现肿瘤溶解综合征的患者，应该提前予以水化利尿、碱化尿液，严密监测生化、电解质指标等。

肿瘤溶解综合征：当肿瘤被化疗药物杀伤后，肿瘤细胞大面积凋亡坏死，细胞内的电解质及代谢产物大量且快速地进入血液，造成机体电解质紊乱，患者常出现高钾血症、低钙血症、高磷血症、高尿酸血症，急性肾功能损伤，甚至出现生命危险。

化疗的给药途径

- 口服：希罗达（卡培他滨）、替吉奥（S-1）、威克/拉司太特（依托泊苷）、长春瑞滨胶囊等。
- 皮下注射：博来霉素。
- 静脉滴注：为降低毒副反应，部分化疗药物需要提前预处理。
  - 水化：顺铂、环磷酰胺。
  - 激素：培美曲塞、紫杉醇、多西紫杉醇。
  - 维生素：培美曲塞（叶酸 + 维生素 B_{12}）。
  - 预防拮抗类：环磷酰胺 + 美司钠。
  - 预防肿瘤溶解综合征（水化/碱化）：碳酸氢钠、别嘌醇。

3.2.3 靶向治疗

3.2.3.1 基因检测概述

靶向治疗的前提是基因检测提示肿瘤存在基因突变或扩增。而解读基因检测报告成了很多临床研究工作者的困扰。

首先讲讲基因检测，它是从肿瘤组织或肿瘤细胞中提取DNA，通过 PCR、FISH 或 NGS 等不同检测方法，最终明确肿瘤细胞是否存在基因水平上的缺失、融合、错义、跳跃、插入等突变。特殊位点的突变存在使用靶向药物治疗的机会。

由此可以看出，基因检测的本质是检查肿瘤细胞，并非机体的正常细胞。

其次，基因检测仅能提示肿瘤细胞存在哪个或哪些位点的突变，至于已经发生突变的位点是否存在靶向治疗的药物，这需要与临床相结合，并非所有的突变位点在临床上都有药可治。很多突变位点仅仅提示肿瘤的生长预后，并不代表有靶向药物可以使用。

最后，如果说基因检测报告提示肿瘤细胞存在两种及以上敏感突变，且这些敏感突变均不常见，需要警惕标本污染的可能。如果复核再三，确认不存在标本污染，双重突变的治疗往往以针对主要敏感突变的治疗为主，当然这也需要具体问题具体分析。

靶向治疗的前提：基因检测

● 检测分类：液体（细胞学）检测 / 组织学检测。

● 检测方法：IHC、PCR、FISH、二代测序（NGS）。

● 突变类型：突变（缺失、错义、跳跃、点突变），融合、扩增、过表达。

● 突变丰度：是否越高越好？尚无明确定论。

● 双重突变：肿瘤细胞同时存在两种及以上基因突变，需警惕标本 / 检测污染。

3.2.3.2　一图读懂基因检测

接下来我们来看一份真实病例的基因检测报告（图 3-1）。报告的最上方书写了临床诊断、申请基因检测的日期、标本的类型（既包括血液标本，也包括肿瘤组织标本）、报告日期以及基因检测的项目。

接下来是具体基因检测结果。第一句最关键："患者循环肿瘤 DNA（ctDNA）样本和肿瘤组织样本中均检测到 *ALK* 基因融合，丰度分别约为 1.0%、38.5%"。这句话就表明该患者的肿瘤组织及血液样本中检测出 *ALK* 融合突变。那么根据非小细胞肺癌的诊疗指南，临床医生就可以开具 ALK 抑制剂进行靶向治疗。

临床诊断:	肺癌	申请科室: 胸部肿瘤内二科门诊	申请日期: 2021-06-15
标本:	全血×1 管、FFPE 卷片		报告日期: 2021-07-01
检测项目:	肺癌 139 基因(ctDNA 和组织对照血)		

关键信息摘要

肿瘤特有突变解读: 患者循环肿瘤 DNA(ctDNA)样本和肿瘤组织样本中均检测到 *ALK* 基因融合,丰度分别约为 1.0%、38.5%,具体由 *EML4* 基因第 21 外显子和 *ALK* 基因第 20 外显子重排组成,形成 *EML4-ALK* 的融合产物,可激活 ALK 激酶活性,参与肿瘤的发生发展;NCCN 指南指出携带 *ALK* 重排的非小细胞肺癌患者可以从 ALK 抑制剂如克唑替尼、塞瑞替尼、阿来替尼、布加替尼、劳拉替尼的治疗中获益;

循环肿瘤 DNA 样本中单独检测到 *ALK* 基因 p.I1171N 突变,丰度为 1.0%,有研究报道,该位点突变为克唑替尼获得性耐药突变,同时可能引起阿来替尼耐药;此外,有病例研究显示,携带该位点突变的 ALK 阳性 NSCLC 患者可能对塞瑞替尼产生响应,但证据尚不充分;

ALK 基因 p.M1166R 突变,与 p.I1171N 突变同步发生,丰度约为 1.1%,可通过不依赖配体的方式激活 ERK 和 STAT3 磷酸化,参与肿瘤发生发展;

肿瘤组织样本中单独检测到 *VEGFA* 基因扩增约 2.2 倍,可能参与肿瘤发生发展;

所测基因详见详细技术报告,除上述基因突变外,其他基因均未检到肿瘤特有突变。

胚系突变解读: 未检测到明确与患者风险易感性相关的胚系突变。

图 3-1 基因检测报告首页

　　至于丰度,可以简单理解为肿瘤细胞中发生突变的细胞的多少。但丰度与治疗效果是否直接相关,目前也尚无定论。通常认为只要存在突变,不管丰度高低,使用靶向药物均会有一定疗效。

　　基因检测报告的第二页以及第三页会罗列出所有已检测的基因结果,包括具体位点、目前临床上推荐使用的靶向药物、瘤种适应证等等。阳性的结果会单独列举出具体突变类型,阴性的结果会以短横杠的形式表现(图 3-2)。

检测基因	检测内容	药物类型	上市药物	适应征	检测结果
ALK	融合	ALK 抑制剂	克唑替尼 塞瑞替尼 阿来替尼 布加替尼 劳拉替尼	非小细胞肺癌	*EML4-ALK*
BRAF	V600	BRAF 抑制剂	维莫非尼 达拉非尼 Encorafenib	黑色素瘤 非小细胞肺癌 结直肠癌	-
		MEK 抑制剂	曲美替尼 考比替尼 Binimetinib		
BRCA1/2	突变	PARP 抑制剂	奥拉帕尼 Rucaparib Talazoparib 尼拉帕尼	卵巢癌 乳腺癌 前列腺癌 胰腺癌	-
EGFR	18/19/20/21 外显子	EGFR 抑制剂	吉非替尼 厄洛替尼 阿法替尼 达可替尼 奥希替尼 Amivantamab	非小细胞肺癌	-
ERBB2 （*HER2*）	突变/扩增	HER2 单抗	曲妥珠单抗 帕妥珠单抗 T-DM1 Trastuzumab deruxtecan Margetuximab	乳腺癌 胃癌 食管胃交界处腺癌 非小细胞肺癌 结直肠癌	-
		HER2 抑制剂	拉帕替尼 奈拉替尼 吡咯替尼 图卡替尼		

图 3-2　基因检测报告第二页

3.2.3.3 靶向治疗的毒副反应

整体来说，靶向治疗的毒副反应相对比较小，但是靶向治疗的毒副反应也有自己的特点。例如在非小细胞肺癌中，针对 EGFR 敏感突变所用的 EGFR－TKI 类靶向药物，最常见的毒副反应是皮疹、腹泻以及轻微的骨髓抑制。但是三代 EGFR－TKI 药物中，奥希替尼会导致心电图 QTc 间期延长的毒副反应，这在其他 EGFR－TKI 药物中是少见的。

在 ALK 抑制剂中，克唑替尼除了会导致常见的药物性肝损伤、转氨酶明显升高外，它独有的毒副反应为出现红视或者绿视。主要表现为：患者看东西时物体发红或者发绿；或者患者注视灯光时能看到其周围存在明显光晕，移动视线的过程中光晕出现拖尾，类似于彗星拖尾的现象。而三代 ALK 抑制剂洛拉替尼对于认知功能及情绪状态的影响也是其他靶向药物毒副反应中所罕见的，少数患者会在服药后出现精神、情绪以及认知功能异常，需要在用药前做好患者的宣教工作。此外，洛拉替尼也可导致机体脂代谢异常，服药期间需要定期监测患者生化血脂指标，必要时可加用降脂药物治疗。

对于 c－MET 抑制剂，浆膜腔积液和皮下水肿是发生率较高的毒副反应。因此对于口服 c－MET 抑制剂的患者，涉及后期疗效评价检查时，需要注意影像学报告提示胸腔积液、腹腔积液、盆腔积液较前新增或增多，并不一定提示肿瘤进展，有可能为药物毒副反应，经过对症利尿消肿处理后，部分浆膜腔积液可以缓解。如患者难以耐受水肿相关毒副反应，则需在必要时减药或减小药物剂量。

此外，*BRAF* V600E 突变的患者口服 BRAF 及 MEK 抑制剂治疗，大部分患者都会在首次用药后出现明显的发热，且经退热药物对症治疗后无明显好转。经过长达数月的治疗，患者有可能会逐渐建立耐受，但也有部分患者无法耐受，需要减停药物。

针对 *KRAS* G12C 位点突变的靶向药物索托拉西布以药物性肝损伤为主要毒副反应，多数患者用药 1 个月后逐渐出现转氨酶升高，且肝功能受损常常达到 2～3 度，经过对症保肝降酶治疗后，肝功能逐渐恢复正常。再次服药时可酌情予以药物减量，否则容易导致肝功能再次受损，转氨酶水平再次升高。

随着新的基因突变位点被发现，相应的靶向药物经研发上市。靶向药物不断迭代更新，为广大恶性肿瘤患者带来新希望的同时，各类毒副反应也层出不穷，如何应对及避免严重不良反应仍需广大临床医生深入思考。

靶向治疗的毒副反应
- 对骨髓的影响：1～2 度骨髓抑制，少见 3～4 度骨髓抑制。
- 对消化道的影响：食欲缺乏、恶心、腹泻。
- 对皮肤、黏膜、毛发的影响：口腔溃疡、鼻黏膜出血、甲沟炎、各类皮疹（斑疹、丘疹、脱屑、脱皮、水疱）、色素沉着。
- 对神经系统的影响：视神经损伤（红视或绿视、光晕、"彗星拖尾"现象）。
- 其他：高血压，蛋白尿，水肿（浆膜腔积液），发热，乏力，毛细血管增生，QTc 间期延长，脂肪酶、肌酸激酶升高，脂代谢异常等。

3.2.4 免疫治疗

3.2.4.1 免疫治疗概述

1893 年，被誉为"癌症免疫治疗之父"的威廉·科利（William Coley）意外发现术后化脓性链球菌感染使肉瘤患者肿瘤消退，拉开了肿瘤免疫治疗的帷幕。2018 年，诺贝尔生理学或医学奖颁给了詹姆斯·艾利森（James P. Alison）和本庶佑，以表彰他们"发现通过抑制负性免疫调节来治疗癌症"的贡献。

免疫治疗机制详述起来非常复杂，这里做简要介绍。直白地说，传统化疗和靶向治疗，二者均为药物直接作用于肿瘤细胞进行杀伤，而免疫治疗通过培养和处理患者体内的免疫细胞来攻击肿瘤细胞。

关于肿瘤免疫治疗的分类，目前并无明确而统一的划分方式，但比较容易理解的分类方式是根据免疫效应机制将肿瘤免疫治疗分为被动免疫治疗与主动免疫治疗两类（图 3-3）。

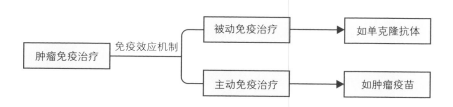

图 3-3　肿瘤免疫治疗分类

● 被动免疫治疗：指机体被动接受可直接作用于肿瘤的抗体、细胞因子或转化后的免疫细胞而获得特异性免疫能力。
● 主动免疫治疗：指利用抗原刺激，使机体产生抗体的方法，而非直接自体外引入抗体。最典型的例子就是肿瘤疫苗。

大家比较熟悉的 PD‐1/PD‐L1 单克隆抗体免疫治疗属于被动免疫治疗（图 3‐4）。

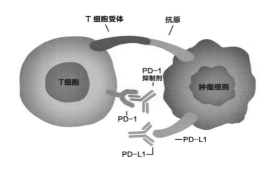

图 3‐4　PD‐1/PD‐L1 作用机制

PD‐1（programmed death‐1）即程序性死亡受体 1，是 T 细胞上的一种跨膜受体。PD‐1 能够与配体 PD‐L1、PD‐L2 相互结合作用，从而抑制 T 细胞增殖。

在正常机体中，PD‐1 作为一种 T 细胞增殖的负调节因子，对维持机体的免疫耐受有重要作用。当机体中出现肿瘤细胞时，PD‐L1 和 PD‐L2 增多，进而与 T 细胞表面的 PD‐1 受体作用，抑制 T 细胞的活性与增殖，从而抑制其对肿瘤细胞的杀伤作用。

PD‐1 的单克隆抗体能够阻断 PD‐1 与配体结合，而抗 PD‐L1 的单克隆抗体则可以阻断 PD‐L1 与 PD‐1 相互作用，进而恢复 T 细胞的肿瘤杀伤功能。

肿瘤细胞的 PD‐L1 表达水平可分为三个队列：高表达、低表达和阴性。PD‐L1 表达 > 50% 称为高表达，这部分人群较少，但根据文献报道，其免疫治疗的效果也会较好；PD‐L1 表达 < 1%

称为 PD－L1 阴性，根据文献报道，这部分人群免疫治疗的效果不如 PD－L1 阳性患者好。

另外肿瘤存在异质性。什么叫异质性？例如肺癌晚期患者的肺内、肝内、颅内均有病灶，虽然每一处病灶均是从原发灶转移过去的，但彼此仍然会存在差异。肺内原发灶、肝脏病灶以及颅内病灶在病理学上均为肺癌，但在 PD－L1 表达水平上可能会略有差异。有可能肺内原发灶 PD－L1 表达 ＞ 50%，但是肝脏转移病灶或颅内转移灶 PD－L1 表达 ＜ 50%。这就可能造成使用免疫药物治疗后，患者体内不同部位的肿瘤变化不一致的情况。

现在免疫治疗的模式也多种多样。常见的有单独使用一种免疫药的，也有两种免疫药物联合使用的，还有与化疗药物联合治疗的，或者与放疗同时进行的。

不同免疫治疗模式适用于不同瘤种及不同治疗时期，追求各自的治疗目标，而且更多的联合治疗模式也在积极探索中，有望取得更好的疗效。

3.2.4.2　免疫治疗的毒副反应

正如前文所述，免疫治疗通过调动机体自身原有的免疫细胞从而对肿瘤细胞进行攻击，因此免疫细胞有个启动识别的过程。而在这个过程中，免疫细胞也可能会出错，误判正常机体细胞为恶性肿瘤细胞，从而对其发起猛攻，从而造成机体的免疫相关毒副反应。

由于机体免疫系统遍布全身各个器官，因此免疫相关毒副反应在全身各器官均可能有所表现。

由于本书 5.2.5.3 节会详述 irAE 的内容，因此这里就做简要介绍。

不同瘤种的 irAE 发生率不同，但 irAE 总发生率相对化疗和靶向治疗相关 AE 发生率更低；不同种类免疫药物的毒副反应发生率也不尽相同；全身各器官免疫相关 AE 发生率的轻重程度也不一样；免疫相关毒副反应发生的时间也有早有晚。

irAE 发生率低，其所有不良反应加起来，发生率约为 10%。且与化疗及靶向药物的毒副反应多出现在用药 3 ～ 28 天内不同，irAE 应出现的时间会更早或更晚。根据文献报告，irAE 最早发生于用药后数小时，而最迟发生于用药后十几个月。

irAE 在各器官表现各异。例如，免疫相关甲状腺功能异常，无论是甲亢还是甲减，绝大多数患者表现为甲状腺激素测定水平升高或降低，并无明显的临床症状。常规处理为激素替代治疗，但并不影响免疫药物的使用。

又比如免疫相关性皮疹，如果是轻度皮疹，常常表现为肢体或躯干部皮肤表面斑丘疹，局部外用激素软膏可以明显缓解。但少数严重皮疹有可能引起剥脱性皮炎，需要全身静脉输注激素冲击治疗，且永久停用免疫治疗药物。

而免疫相关性肺炎、肝炎和胃肠炎在临床上并不少见，一旦发现往往需要及时处理。

由于瘤种不同，免疫治疗的主要"战场"往往同原发病灶处于同一器官，例如肺癌免疫治疗导致免疫相关性肺炎，消化道肿瘤免疫治疗导致免疫相关性肠炎，肝脏肿瘤免疫治疗导致免疫相关性肝炎等。这类 irAE 一旦被忽视，按期再次使用免疫药物后，极有可能引发非常严重且不可逆的毒副反应，甚至导致患者死亡。因此一旦出现 irAE 需要及时处理，必要时永久停用免疫治疗药物。

而由于临床极少见或罕见的 irAE（如免疫相关性心肌炎、免疫相关性脑炎、免疫相关性神经炎）都缺乏特征性临床表现，给临床医生的识别和诊断造成很大的困难，且此类 irAE 经治疗也难以完全缓解。

因此，对 irAE 进行诊断和处理要求临床医生具有丰富的相关经验，只有这样才能保证患者用药安全。

　　正是由于免疫药物通过调动机体自身原有的免疫细胞从而杀伤肿瘤细胞，因此部分原本患有免疫系统疾病（例如常见的风湿性关节炎、系统性红斑狼疮，部分强直性脊柱炎等疾病）的患者不能使用免疫药物，否则易导致原有免疫系统疾病急性加重，造成不可逆的损伤。

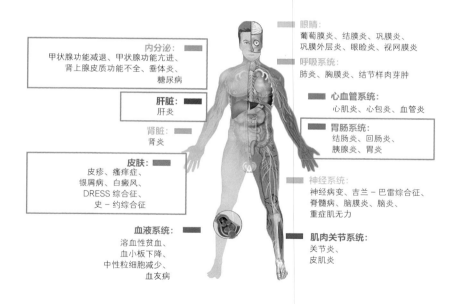

图 3-5　免疫治疗的毒副反应

irAE 特点

- 发生率低。
- 延迟出现（平均发生于用药后 6 ~ 10 周），持续时间长。
- 不同免疫抑制剂各有不同常见不良反应。
- 不同瘤种各有不同常见不良反应。
- 缓解时间长，大部分可逆，小部分致命。
- 既往存在免疫疾病的患者发生 irAE 的风险会增大。

3.3 局部治疗

3.3.1 各类局部治疗的区别

手术治疗：是大多数肿瘤根治性治疗的主要手段。即在除外全身转移的情况下，针对局部肿瘤进行完整的根治性切除，从而达到肉眼及镜下完全切除肿瘤的目的，使患者获得长期生存。对于一些特定瘤种，即使患者已经发生远处转移（例如直肠癌肝转移、直肠癌肺转移），只要转移灶的数目较少（单发或仅为 1 ~ 2 个），也可以通过手术完整切除达到缓解疾病进展、改善患者不适症状、延长药物治疗有效时间的目的。

此外，在妇科肿瘤中，即使肿瘤体积过大，难以单次完成肿瘤的完整切除，亦可以通过多次减瘤手术的方式为患者减轻机体瘤负荷，减轻患者临床症状，为后续药物治疗提供基础等。

放射治疗：也叫放疗。即采用各种放射线穿透机体，作用于肿瘤病灶，杀伤局部肿瘤细胞。存在手术风险或手术禁忌，无法接受根治性手术切除方式的患者，可以选择接受根治性放疗。放疗技术近些年不断发展，已经可以做到与手术一样精准，为广大无法接受手术治疗的患者带来了福音。

立体定向放射治疗次数较少，副反应轻，放疗后病灶迅速缩小甚至消失。而晚期肿瘤患者在治疗过程中，全身病灶均处于稳定状态，若局部某处肿瘤持续进展，或局部病灶造成机体明显不适，采用药物治疗缓解不明显，可以采用局部放疗，以遏制肿瘤的发展，同时迅速缓解局部症状，改善患者的生活质量。

由于放射线所造成的物理损伤永久存在，且单个器官可以承受的最大辐射剂量有限，因此对单个器官仅进行单疗程的放疗，极少情况下可以做二次放疗。在绝大多数情况下，放射治疗过的局部区域是不能再行放疗的。

介入治疗：经皮穿刺，通过血管或生理孔道对局部肿瘤病灶进行冷冻、消融、栓塞、灌注、粒子植入等，使得局部病灶缩小、坏死，达到治疗目的。

各类局部治疗的区别

- 手术治疗：
  - 早、中期肿瘤根治性切除。
  - 晚期肿瘤的姑息性切除。
- 放疗：利用放射线杀伤肿瘤细胞。
  - 要点：放射靶区（放射治疗野）、放射治疗量、放疗剂量分割方式（放疗分次剂量、治疗次数）。
  - 放射性损伤→同一病灶不做二次放疗。
  - 放射线种类→各种刀（伽玛刀、射波刀等）。
- 介入治疗：经皮/血管/生理孔道进入肿瘤部位进行微创治疗。
  - 方式：栓塞、灌注、粒子植入、射频消融。

3.3.2 放疗

3.3.2.1 放疗概述

放疗即通过放射线杀伤肿瘤细胞。因此在首次放疗前，放疗科医生需要对放疗区域进行勾画，并且根据瘤种及分期制订相应的放疗计划。

根据治疗目的，放疗可以分为新辅助放疗、辅助放疗、同步放化疗、序贯放疗及姑息性放疗等类型。

一般来说，放射治疗野需要覆盖整个肿瘤病灶，同时建立与肿瘤周边正常组织的边界，既保证全部瘤体处于治疗区域内，又尽可能减少对周边正常机体组织的伤害，同时还能对潜在被侵犯的区域起到治疗作用。

因此，在制订放疗计划前需要对放疗区域的肿瘤进行定位 CT 扫描，通过三维重建的方式对肿瘤整体做明确的界定，而后明确放疗的总剂量、总次数、单次剂量；随着放疗的进行，肿瘤体积明显缩小，需要再行定位 CT 扫描，重新勾画治疗靶区，尽可能达到精准放疗、最大程度减少放疗损伤的目的。

由此可见，放射治疗区域越大，对机体的损伤也越大，对应的毒副反应也会越重。而且放射线引发的损伤、造成的机体正常组织受损是难以恢复的。同一个器官可以承受的最大辐射剂量是有明确限定的，这也是对同一个病灶不做二次放疗的主要原因。

例如中期肺癌患者经过化疗肺内病灶缩小，而后接受了同步放化疗，后续间隔一段时间后，局部肺内病灶再次长大。此时由于患者肺内已经接受过根治性放疗，因此后续只能选择药物治疗，无法再行二次肺内放疗。

但是在特殊情况下，对同一部位可以再次进行放疗。例如肺癌脑转移的患者，在初诊时由于脑转移合并有脑水肿，患者存在不适症状，于是先进行局部脑转移灶的立体定向放射治疗，经过治疗颅内病灶缩小，加用全身药物治疗后，整体病情得以控制。后续由于药物耐药，全身病灶再次进展，颅内出现了新的转移灶，与原有颅内转移灶不在同一位置。

在这种情况下，对新发的脑转移病灶是否可以做二次立体定向放疗，需要由专业的放疗科医生定夺。部分情况下可以再次进行放疗。

放疗

● 模式：根治性 / 姑息性放疗、同步 / 序贯放疗、新辅助 / 辅助放疗。

● 种类：调强放疗、三维放疗、立体定向放疗（SBRT）。

● 放射靶区：放射治疗野（GTV、CTV、PTV）。

● 放射治疗量：靶区内接受的放射线总量。

● 放疗剂量分割方式：放疗分次剂量 / 治疗次数。

　　■ 如 56 ～ 60 Gy/28 ～ 30 f（Gy 为放疗剂量单位，f 代表治疗次数）。

3.3.2.2　放疗的毒副反应

放疗的毒副反应主要是由于放射线穿透机体，对所穿透的正常机体组织造成了物理性损伤。

由于放射线能够穿透机体，所以该放射区域内的所有组织，从皮肤表层到内部器官都会发生不同程度的损伤。皮肤表层会出现局部红肿、干痒、水疱或者脱屑。

在胸部放疗过程中，由于纵隔淋巴结所在位置前方有食道，因此患者会出现轻重不同的放射性食道炎症状，例如胸骨后疼痛、吞咽疼痛、进食哽噎，严重者甚至水米不进。

此时就需要对症缓解不适，鼓励患者进流质食物，局部加用保护黏膜的药物。放疗结束后，黏膜细胞新陈代谢增强，黏膜会逐渐恢复正常，患者自觉食道疼痛、吞咽困难、哽噎感会明显缓解。

胸部放疗的毒剂副反应除了常见的放射性食道炎外，还有放射性肺炎。

大多数肺癌患者肺基础功能不太好，长期吸烟造成了肺通气及换气功能受损，再加上患有肺癌，此时予以肺内病灶放疗，无疑是雪上加霜。

在接受胸部放疗后的 1 ~ 3 个月，甚至更久以后，部分患者逐渐出现放射治疗区域内肺组织的间质性病变，主要表现为患者自觉活动耐力下降、喘憋、呼吸困难，甚至发热、咳嗽咳痰等感染迹象。

此时就需要根据病情的轻重程度予以不同剂量的药物治疗。随着药物治疗的进行，以上症状会部分或明显缓解，但可能仍有少部分患者会终身存在放射性肺损伤。

放疗的毒副反应

● 放射性损伤：放射线对病灶周围正常组织的损伤。

■ 皮肤、黏膜损伤：红肿、干痒、脱屑、水疱、疼痛、溃疡、糜烂、水肿。

■ 放射性肺损伤：咳嗽、咳痰、喘憋、呼吸困难、活动耐力下降。

■ 永久性损伤，难以恢复。

■ 二次放疗：除 SBRT 外，其余放疗方式均可导致严重毒副反应，故不常规进行。

3.4　治疗线数

治疗线数大多针对晚期恶性肿瘤或者早中期恶性肿瘤术后、治疗后复发转移时进行全身抗肿瘤治疗的情况。因此，早期恶性肿瘤手术切除并不算治疗线数，围绕根治性切除术所做的治疗（比如术前新辅助治疗及术后辅助治疗）也不算治疗线数。

如果早中期恶性肿瘤手术切除或放化疗治疗后，间隔 3 ~ 6 个月以上肿瘤出现局部复发或远处转移，做了二次切除（复发病灶或者远处转移病灶）手术或局部放疗，那么第二次手术或局部放疗通常也不算治疗线数。

如果早中期恶性肿瘤手术切除后或放化疗治疗后，间隔 3 ~ 6 个月（含）以内肿瘤出现局部复发或远处转移，已经无法二次手术或局部放疗，而需要进行全身抗肿瘤治疗，那么全身抗肿瘤治疗就算一线治疗。

如果早中期恶性肿瘤手术切除，经过术后辅助治疗，距离末次术后辅助治疗用药 3 个月（含）以内肿瘤出现局部复发或远处转移，那么通常认为术后辅助治疗算一线治疗，针对复发转移的全身抗肿瘤治疗算二线治疗。

如果早中期恶性肿瘤手术切除，经过术后辅助治疗，距离末次术后辅助治疗用药 3 个月以上肿瘤出现局部复发或远处转移，那么术后辅助治疗不算治疗线数，针对复发转移的全身抗肿瘤治疗算一线治疗。

在晚期恶性肿瘤治疗过程中，如果原本方案为使用 A + B + C + D 四种药，经过数周期治疗，疾病达到相对稳定的状态，为增强疗效、减轻毒副反应，或因为其中一或两种药毒副反应无法耐受，将原方案中的一或两种药物去除而做单 / 双药维持治疗时，维持治疗不算换线。例如：培美曲塞＋卡铂＋贝伐珠单抗＋PD－1免疫检查点抑制剂 ×4Cs → 培美曲塞＋贝伐珠单抗＋PD－1免疫检查点抑制剂 ×4Cs → 因血栓不良反应停用贝伐珠单抗 → 培美曲塞＋PD－1免疫检查点抑制剂 ×4Cs → 因免疫相关性肺炎停用 PD－1免疫检查点抑制剂 → 培美曲塞单药维持 ×10Cs。这整个用药过程算一线治疗，减药不作为换线治疗记录。

在晚期恶性肿瘤治疗过程中，如果原本方案为使用 A＋B 两种药，后因各种原因在原方案基础上又加用了另外一两种药物，通常也不算换线。例如：紫杉醇＋卡铂 ×2Cs → 紫杉醇＋卡铂＋贝伐珠单抗＋PD－1免疫检查点抑制剂 ×2Cs → 贝伐珠单抗＋PD－1免疫检查点抑制剂 ×6Cs 维持治疗。虽然在整个治疗过程中，贝伐珠单抗和 PD－1免疫检查点抑制剂是后续加用的，但整体抗肿瘤治疗方案没有做根本性的改变，因此不作为换线治疗记录。

在晚期恶性肿瘤治疗过程中，如果原本方案为使用 A＋B＋C 三种药，后因各种原因将其中一种药物更换为同类型的其他药物，通常也不算换线。例如：吉西他滨＋顺铂＋PD－1免疫检查点抑制剂 ×1Cs → 吉西他滨＋奈达铂＋PD－1免疫检查点抑制剂 ×3Cs。顺铂与奈达铂均属于铂类抗肿瘤药物，因此属于同类型的化疗药物更换，不作为换线治疗记录。白蛋白紫杉醇＋卡铂＋帕博利珠单抗 ×1Cs → 白蛋白紫杉醇＋卡铂＋替雷利珠单抗 ×3Cs。帕博利珠单抗和替雷利珠单抗均属于 PD－1免疫检查点抑制剂，因此属于同类免疫药物更换，不作为换线治疗记录。

在晚期恶性肿瘤治疗过程中，如果进行靶向治疗，口服靶向药物 A，因为毒副反应无法耐受，更换为同类型的其他药物，通常算换线。例如：一线口服厄洛替尼 ×2个月 → 皮疹3度及腹泻2～3度无法耐受 → 更换为吉非替尼 ×6个月。那么通常记录为一线厄洛替尼治疗2个月，二线吉非替尼治疗6个月。

在晚期恶性肿瘤治疗过程中，如果进行靶向治疗口服靶向药物A，后因为各种原因加用其他靶向药物 B 进行双药靶向治疗，通常算换线。例如：二线口服奥希替尼 ×9 个月 → 发现 MET 扩增 → 加用赛沃替尼 ×6 个月。那么通常记录为二线奥希替尼治疗 9 个月，三线奥希替尼联合赛沃替尼治疗 6 个月。

在晚期恶性肿瘤治疗过程中，如果进行靶向治疗，口服靶向药物 A，后因为各种原因加用化疗药物或者免疫治疗，通常算换线。例如：一线埃克替尼 ×10 个月 →加用培美曲塞＋PD－1 免疫检查点抑制剂 ×4Cs。那么通常记录为一线埃克替尼治疗 10 个月，二线埃克替尼联合培美曲塞＋免疫治疗 4 个周期。

在晚期恶性肿瘤治疗过程中，因疾病进展，将原本治疗方案停用而更换为其他全身治疗方案，通常算换线。但同时进行的局部治疗，如骨放疗、脑放疗、骨水泥治疗、单一病灶的姑息放疗，均不算换线。例如：依托泊苷＋顺铂＋阿替利珠单抗 ×6Cs → 疾病进展 → 伊立替康 ×4Cs → 疾病进展，新发脑转移，新发骨转移 → 安罗替尼 ×4Cs，同期进行全脑放疗和骨水泥治疗。记录为一线依托泊苷＋顺铂＋阿替利珠单抗，二线伊立替康，三线安罗替尼，同时进行脑放疗及骨水泥介入治疗。

综上可以看出，治疗线数仅针对晚期恶性肿瘤的全身抗肿瘤治疗，或早中期恶性肿瘤局部根治性治疗后复发、转移而无法再次局部治疗的情况。

治疗线数的更换以主要用药为判断依据，若最主要的化疗药物没有本质变化，其他药物的增减并不记录为换线。

但因靶向药物具有特殊性，加用靶向药物进行双药靶向治疗或者靶向治疗联合化疗，则记录为换线。而无论何时，局部治疗（放疗、介入治疗）均不记录为换线。

第 4 章　恶性肿瘤的测量与疗效评估

4.1　RECIST

4.1.1　RECIST 的定义

首版实体瘤疗效评价标准（response evaluation criteria in solid tumours 1.0，RECIST 1.0）是在 2000 年正式颁布的，而后在 2009 年又对 RECIST 1.0 做了更详细的描述并进行了具体评判标准的调整与修改，发布了 RECIST 1.1。

自 2009 年起至今，肿瘤测量及疗效评估均使用 RECIST 1.1 版作为评判标准。

这里需要额外说明的是，虽然淋巴瘤属于实体瘤，但是淋巴瘤的疗效评价应参照世界卫生组织颁布的 WHO 评价标准，而非 RECIST 1.1。这两套标准在肿瘤测量及疗效评价标准方面完全不同。

RECIST：实体瘤疗效评价标准
- 描述了实体瘤测量以及临床试验中肿瘤大小变化客观评估的规定和标准做法。
- 2000 年首次颁布了 RECIST 1.0，2009 年颁布了 RECIST 1.1。
- 淋巴瘤的疗效评价的国际准则已单独出版，因此 RECIST 不适用于淋巴瘤疗效评价。

4.1.2　RECIST 测量方法

首先，RECIST 1.1 的测量方法为，在影像学方面主要以 CT 及 MRI 为主要检查方法，原因在于其成像技术及分辨率可以用于反复多次测量，对肿瘤确切大小及其变化有足够充足的证据支持。

目前市面上的 CT 扫描仪及核磁共振设备来自不同厂家，分辨率各不相同。为了保证及时发现微小病灶，并且避免生成过多影像数据，临床上多采用 5 mm 层厚的扫描；而对于局部病灶需要进行有针对性的详尽观察，必要时可做薄层扫描，层厚为 2 ~ 3 mm。

这也是 RECIST 1.1 中要求靶病灶最大径 > 10 mm 的主要原因。这样相邻两个层面上均可扫及病灶，避免了病灶过小造成仅有一个层面可扫及而导致测量数值不准确的情况出现。

如果部分医院的 CT 扫描仪的层厚达不到 5 mm，那么所选择的靶病灶最大径应至少为层厚的 2 倍，以确保反复测量的可行性和准确性。

此外，由于生长的病灶会临近血管及重要脏器，因此使用造影剂是非常必要的。使用 CT 造影剂后可以清晰地显示血管与肿瘤的关系，以及肿瘤对周围组织、脏器的侵犯程度，作为明确 T 分期的重要判定依据。

但是，如果患者对 CT 造影剂过敏，那么可以用增强 MRI 检查代替，以及使用 PET/CT 扫描辅助诊断及检查。

尤其在淋巴瘤患者用药过程中，由于淋巴结遍布全身，且呈不同程度的代谢增高，因此在淋巴瘤的疗效评价中，全身 PET/CT 扫描是非常重要的检查手段。

至于肿瘤标记物，它不能单独作为疗效评价的依据，但是如果疗效评价考虑为完全缓解（complete response，CR），根据 RECIST 1.1 要求，原本升高的肿瘤标记物需要完全恢复到正常值范围内。如果有肿瘤标记物高于正常值上限的情况，CR 的评判是不太符合要求的。至于 CA125 和 PSA 分别在卵巢癌和前列腺癌中的变化，已经有相关标准颁布，具体病例需要具体分析判断。

RECIST 测量方法

- CT 与 MRI：
  - CT 是目前用于实体肿瘤疗效评价的可用性、可重复性最好的方法。
  - 对可测量性的定义建立在 CT 扫描层厚 ≤ 5 mm 的基础上。
  - 如果 CT 扫描层厚 > 5 mm，可测量病灶的最大径至少应为层厚的 2 倍。
  - MRI 在部分情况下也可接受。
- 肿瘤标记物：
  - 肿瘤标记物不能单独用于评估实体瘤疗效。
  - 治疗前肿瘤标记物有升高者，评判为 CR 需要肿瘤标记物正常。
  - 关于 CA125（在卵巢癌复发过程中）与 PSA（在前列腺癌复发过程中）变化的特别标准已经颁布。

4.1.3 RECIST 基本概念

4.1.3.1 可测量病灶

由于肿瘤病灶大多为实性占位，无论其生长形状多么不规则，无论身体位置如何变动，其至少有一条可以精确且多次反复测量的最长径。而作为可测量病灶，在 CT 影像上其最大径长度需要超过 10 mm，或者超过 2 倍扫描层厚。

对于转移性淋巴结，由于大部分淋巴结切面呈椭圆形，因此在影像学报告上常以长径 × 短径表示其大小。那么根据 RECIST 1.1，转移性淋巴结入选可测量病灶的范围是短径＞ 15 mm。在进行肿瘤疗效评估时，在这一点上经常容易犯错，即便淋巴结长径已经达到 2 ~ 3 cm，但只要短径＜ 15 mm，均不可作为可测量病灶。

可测量病灶

- 肿瘤病灶：至少有一条可以精确测量的径线（记录为最大径），其最小长度如下：
  - CT 分期：≥ 10 mm（扫描层厚≤ 5 mm）。
  - X 线：≥ 20 mm。
- 恶性淋巴结：基线调查及随访中，仅测量和随访短径。
  - CT 分期：短径≥ 15 mm（扫描层厚≤ 5 mm）。

4.1.3.2 不可测量病灶

晚期恶性肿瘤患者时常伴随胸腔积液、腹腔积液、盆腔积液、心包积液、胸膜转移、腹膜转移、脑膜转移、骨转移、癌性淋巴管炎等等。以上这些病灶中，一部分为液体，具有可流动性，随着体位变化，液深和面积会随时改变，难以准确重复测量；一部分为广泛的胸膜 / 腹膜 / 脑膜增厚，在 CT 或 MRI 影像上仅表现为组织增厚，并无确切的占位性病变，不具有测量的基础；而骨转移病灶大多包含在骨骼之中，仅有部分骨质破坏或成骨性改变，没有实际具体的边界，难以准确测量；至于癌性淋巴管炎，更是表现为淋巴管的增粗和渗出影，没有实际大小，所以也无法测量。

因此，将以上无法测量的病灶均归为不可测量病灶。而最大径＜ 10 mm 的肿瘤病灶以及短径＜ 15 mm 的转移性淋巴结也属于不可测量病灶范畴。

不可测量病灶

- 肿瘤病灶：CT 最大径 ≤ 10 mm。
- 恶性淋巴结：CT 示 15 mm ≥ 短径 ≥ 10 mm
- 其他无法测量的病灶：
  - 胸腔积液、心包积液、腹腔积液、盆腔积液。
  - 癌性淋巴管炎、炎性乳腺癌、脑脊膜病灶。
  - 成骨性骨转移病灶。

4.1.3.3　特殊部位的病灶

骨转移造成的病理性改变分为溶骨性改变和成骨性改变两类。

例如肺癌、恶性黑色素瘤、消化道肿瘤等骨转移灶多呈现溶骨性改变；而乳腺癌、前列腺癌等骨转移病灶则多呈现成骨性改变。

溶骨性改变主要是恶性肿瘤转移至骨骼上，对局部骨骼进行破坏，破骨细胞非常活跃，将原本的骨骼吸收溶解，造成骨质破坏，引发局部疼痛以及骨折。

但有一种特殊情况，当肿瘤骨转移比较严重时，常常会在发生骨质破坏的同时在其周围形成新生的软组织肿物。患者往往会自行在体表触摸到原本存在坚硬骨骼的部位出现质地柔软且进行性增大的包块，局部可伴有明显疼痛。形成局部实性肿物的骨破坏灶是可以作为可测量病灶的，因为它是实性成分且具有明确界线，在影像学上有确切的径线可以多次反复测量。

上面再介绍囊性病灶。

在介绍囊性病灶前，先简单说明什么是囊肿。

囊肿说白了就相当于一个充了水的气球。它的外表面是一层膜性组织，内部充满了液体。绝大多数囊肿都是良性病变，而且肝囊肿、肾囊肿等大多在机体出生时就存在，随着生长发育、所在器官的增大而逐渐增大。在多数情况下囊肿是不需要积极处理的，除非在某些特殊的情况下（囊肿体积过大，随时有破裂的风险；或是囊肿逐年增大，对周围组织器官造成了压迫，引发相应的临床表现），囊肿才需要积极手术切除或用其他方式处理。

由此可见，囊性病变就是指外面有一层薄膜包裹、内部充满液性内容物的病灶。

肺癌患者肿瘤生长速度过快，原本实心的占位内部由于肿瘤细胞坏死，逐渐形成液体成分，从而影像学可看到实性成分中间呈部分空洞，空洞内部还有部分液体。而如果肿瘤细胞继续坏死，实性成分越来越少，最后形成薄壁甚至薄膜包裹内含液体的占位，则考虑为囊性占位。如果囊性占位最大径确实超过 10 mm，则可以归为可测量病灶，外在薄膜的包裹使其内部的液体成分不会随着体位改变而呈现液深不同的状态，所以经得起多次反复测量。但是如果同时存在非囊性占位，原则上优先选择非囊性占位作为可测量病灶。

由于瘤种和分期不同，部分肿瘤患者在既往治疗过程中接受了放射治疗或介入治疗，其局部病灶得到控制，肿瘤呈部分缩小的状态且稳定了一段时间，后来随着对治疗耐药等原因，局部病灶再次长大。这种情况下再次长大的病灶是否可以作为可测量病灶，需要具体问题具体分析。

由于放射治疗后，放射区域内的肿瘤病灶部分缩小，残留的病灶也多为纤维结缔组织或已经没有肿瘤活性成分的组织，因此即使有明确界限和实际占位，仍视为不可测量病灶。因为这部分病灶即使后续再给予药物治疗，仍很有可能处于静止不动的状态，行疗效评价时易误判。然而如果该处病灶稳定一段时间后明确进展，肿瘤的体积迅速增长至原先的 2 倍甚至 2 倍以上，且具有明确界限，也可视为可测量病灶。但是在有些临床试验中，即便既往接受过放疗的病灶明确进展，仍不可划定为靶病灶，仅可作为非靶病灶。

特殊部位的病灶

● 骨病灶：
  ■ 骨扫描、PET/CT 不适用于测量病灶，仅可用于确认病灶存在 / 消失。
  ■ 溶骨性病灶或者混合病灶确定有软组织成分，可作为可测量病灶进行评价（CT/MRI）。
  ■ 成骨性病灶为不可测量病灶。
● 囊性病灶：
  ■ 囊肿不是恶性疾病，单纯囊肿不予记录。
  ■ 转移性囊性病变，符合可测量标准，则记录为可测量病灶。
● 局部治疗后的病灶：
  ■ 除非该病灶明确进展，否则作为不可测量病灶。

4.1.3.4　靶病灶与非靶病灶

靶病灶的入选前提是其肯定为可测量病灶。根据 RECIST 1.1，选择靶病灶的总数应≤ 5 个；对于单个器官，选择不同病灶的数量应≤ 2 个。

例如，晚期肺癌患者同时合并肝多发转移、脑转移、肾上腺转移、皮下软组织转移、腹膜后淋巴结转移。那么在靶病灶选择上，肺内原发灶、纵隔淋巴结、肝转移、肾上腺转移、皮下软组织转移会作为首选，其不仅能够代表原发病灶，同时也涵盖了全身各器官转移灶，而脑转移病灶、腹膜后淋巴结病灶往往由于大小和数量的限制，不作为首选。当然，如果靶病灶没有超过 5 个，后者也可以纳入靶病灶。

另外，肝脏或者双肺多发转移，靶病灶尽量选择形态规则、体积较大、容易测量的。这主要是为治疗后疗效评价时回顾该病灶前后变化提供便利条件。

在全身多发转移时，挑选靶病灶要尽可能地"雨露均沾"，也就是尽量保证每个脏器都挑一个病灶作为靶病灶。如果病灶数量超过 5 个，尽量选择有代表性且能涵盖胸、腹、盆腔的各位置的病灶。

淋巴结分布全身，因此转移性淋巴结均视为一个器官，也就是说当选择淋巴结作为靶病灶时，仅可以选择 1 ~ 2 个淋巴结。

靶病灶与非靶病灶

● 靶病灶：

①基线评估≥ 1 个可测量病灶时，记录病灶总数≤ 5 个。

②每个器官≤ 2 个。

③作为靶病灶代表所有累及器官。

● 淋巴结：

① CT 测量短径≥ 15 mm，基线评估只需要测短径。

② 10 mm ≤淋巴结短径< 15 mm，不视为靶病灶。

③ 淋巴结短径< 10 mm，则不属于病理性淋巴结，不予记录。

但如果患者同时存在非囊性病灶，应优先选择非囊性病灶为靶病灶。

● 非靶病灶：除靶病灶外的可测量病灶和不可测量病灶。

这里打个比方，方便广大读者理解和记忆。可测量病灶相当于秀女，有机会选入宫内册封为妃嫔（靶病灶），而广大的不可测量病灶相当于普通民女，根本没有选入宫内册封的机会，只能默默地在民间当个普通女子（非靶病灶）。而且即便是秀女（可测量病灶），在册封满员（靶病灶总数＞5或单个器官靶病灶总数＞2）的时候，部分也要降为非靶病灶，无缘靶病灶的行列。

4.1.3.5　基线记录

肿瘤基线记录，就是把所有靶病灶的径线求和所计算出的数值，同时列举所有非靶病灶。其作为抗肿瘤治疗后全身肿瘤变化的基线对照，按照肿瘤增大、缩小的具体百分比来明确定义肿瘤的疗效评价结果。

至于广泛存在的靶病灶和非靶病灶可记录在一起。例如像弥漫肝转移、弥漫肺转移，相关脏器布满了密密麻麻的转移病灶，在肿瘤基线记录时仅需要把靶病灶挑选出来，在非靶病灶栏中填写弥漫肝转移或者双肺多发转移即可，不需要单独记录肝 S5 病灶、肝 S8 病灶、肝 S6 病灶，也不用记录右肺上叶病灶、右肺中叶病灶、右肺下叶病灶等等。

此外，不一定要选择最大的病灶作为靶病灶，但一定要选择边界清晰、可重复测量的病灶。见图 4-1 上方的腹部 CT 影像中红圈显示的占位，这个病灶虽然比较大，但是没有非常规则的外在边界。从哪里测量是最大径，每个人看法不同，难以实现重复多次测量。而图 4-1 下方的腹部 CT 影像中蓝色箭头所示的转移性淋巴结，其形态椭圆形，比较规整，有清晰的边界，可以重复多次测量，不会形成较大分歧和误差，因此即使体积不大，但其只要符合靶病灶的标准，仍作为首选，记录为肿瘤基线。

因此，基线记录靶病灶一定要尽量避免有争议、有分歧、难以明确测量的实体占位。即使它可能体积较大，在影像表现上非常突出，但随着治疗，肿瘤体积和外形会发生变化，后续可能出现难以准确测量的情况，导致肿瘤疗效评估不够精准。为避免此类情况发

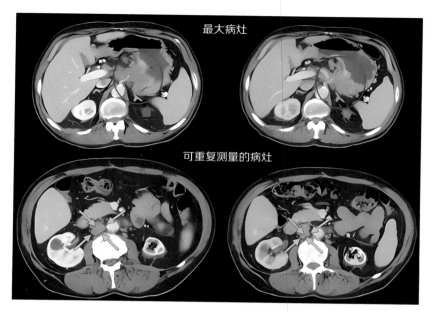

图 4-1 患者腹部 CT 影像

生，此类病灶仍需谨慎选择。

基线记录

● 所有靶病灶径线求和（靶病灶的最大径 + 淋巴结的短径）。

● 非靶病灶应明确记录为"存在""缺失"或"明确进展"。

● 广泛存在的非靶病灶可与靶器官记录在一起，如弥漫肝转移、弥漫腹膜转移等。

● 不一定选择最大的病灶作为靶病灶，尽量选择清晰可重复测量的病灶。

4.1.3.6　特殊情况——空洞

肿瘤病灶内部存在液体以及气体成分，形成内含空洞或液平面的空心占位，那么这个病灶究竟应该怎么测量？

RECIST 1.1 明确规定，无论病灶内部含气影还是液体，在记录病灶的时候，需要列备注，写明该病灶内含气体 / 空腔 / 液体。

如图 4-2 所示，可以看到图 4-2A 为该患者基线时胸部 CT 影像显示的实性占位情况，此时是可以明确测量其最大径与短径的。

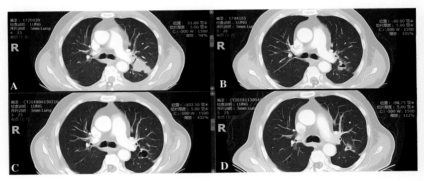

图 4-2　患者胸部 CT 影像

而后随着治疗，该病灶逐渐演变成图 4-2B 所示的胸部 CT 影像。我们可以看到该病灶内部已经形成了空腔，仔细阅片还可以发现其内部尚有少量液体。药物治疗有效，导致肿瘤细胞内部开始坏死、崩解。由于肿瘤内部坏死组织难以排出体外，因此逐渐液化形成液体。而部分可排出体外的组织，其内容物排出后逐渐形成空洞。

与此同时，实性成分还没有完全消失，因此肿物的外壁尚存在，在进行肿瘤评估的时候，测量的径线实际为该肿物外壁的径线。随着后续治疗，肺内肿物继续变化，逐渐形成内部单纯的空腔，已无液体成分（图 4-2C 示）。可以看到，该肿瘤内部实性成分和液体成分已基本消失，该肿物仅留存一层薄薄的外壁。此时测量的肿瘤最大径仍为该空洞的最大径，可以在肿瘤评估表中备注该病灶为空洞。

最后随着治疗进行，病灶如图 4-2D 所示，该空洞病灶已经发生了塌陷。其内部含气空洞被周围组织挤压，逐渐塌陷、缩小。此时测量肿瘤径线，应测量已塌陷病灶的最大径。

通过该病例，我们可以看到患者肺内肿瘤病灶自基线期开始，经过 2 个周期的治疗，肿瘤内部受药物影响，出现坏死，坏死物逐渐排出体外，部分液化，形成空洞型占位。随着治疗继续，坏死物彻底排出体外，内部形成完全的空洞，实性及液性成分完全消失，最后该空洞出现部分塌陷及萎缩的完整过程。

4.1.4　RECIST 的疗效评价

4.1.4.1　靶病灶

首先，如果靶病灶径线从原先＞ 10 mm 的状态缩小到＜ 10 mm 的状态，只要通过 CT/MRI 影像可以准确测量出具体数值，那么就应该如实记录已缩小的病灶的实际最大径。但如果该病灶已经缩小到无法通过 CT/MRI 影像测量出明确大小径线，则统一记录为 5 mm，或者一个层厚的厚度。

同理，转移性淋巴结的短径记录，从原先的 15 mm 以上逐渐缩小到 10 mm 以下，甚至更小。只要是能通过 CT/MRI 影像测量出具体数值的短径，就如实记录，如果无法精确测量，则统一记录为 5 mm 或一个层厚的厚度。

此外，颅内病灶经过药物全身治疗及局部脑放疗，部分脑转移病灶会缩小至消失。如果治疗前后的头颅增强 MRI 可以明确反映病灶从有到无的状态，那么肿瘤评估表中该病灶就如实记录为原先"存在"、现在"消失"。如为靶病灶，原先记录具体转移灶最大径的值，经治疗后复查转移灶消失，径线记录为"0"。

经过治疗，全身肿瘤变化的评判标准为：（基线期所有靶病灶径线之和 − 此次治疗后所有靶病灶径线之和）÷ 基线期所有靶病灶径线之和 ×100%。

如果所有靶病灶消失，所有转移性淋巴结及非靶病灶短径均缩小至 10 mm 以下，同时原升高的肿瘤标记物恢复正常水平，则可以判断为完全缓解（complete response，CR）。

如果治疗后靶病灶径线总和与基线相比，缩小 30% 及以上，则可判断为部分缓解 (partial response，PR)。

如果治疗后靶病灶径线总和与最佳疗效时（径线总和最小值）相比增大 20% 及以上，或出现新发病灶，且径线总和的绝对值增加至少 5 mm，则可判断为疾病进展（progressive disease，PD）。这里需要着重注意，疾病进展的判定是与肿瘤最佳疗效时（病灶径线总和最小值）做比较，而不是与最初基线做比较。

为什么规定径线总和的绝对值增加至少 5 mm？

举个例子，肿瘤靶病灶径线总和为 15 mm，那么其中某个靶病灶径线增大 3 ~ 4 mm，最终靶病灶径线总和就为 19 mm，如此计算就是径线总和增大了 26.6%，超过 20% 就要算 PD 了。

其实可能由于在测量该病灶时存在误差，或肺内病灶混合感染，导致肿瘤病灶看起来增大了，但经过抗感染治疗后炎症逐渐消退、吸收，留下的肿瘤性病灶可能还是原先的大小。如果此时判定为疾病进展，更换了治疗方案，那么对患者的病情就做出了误判，导致不该更换治疗药物时更换了药物。因此，以径线总和的绝对值增加 5 mm 为界，避免测量误差导致对疾病的整体情况做出误判。

而疾病稳定 (stable disease，SD) 的判断标准是肿瘤变化介于

PR 与 PD 之间。

在此需要列举临床上常见的一类现象，例如：患者基线期肿瘤负荷较大，靶病灶径线总和为 100 mm，而后经过治疗，全身肿瘤均呈不同程度缩小，取得最佳疗效时靶病灶径线总和为 30 mm，疗效评价为 PR（100 mm − 30 mm = 70 mm，70 mm ÷ 100 mm × 100% = 70%）。而后随着肿瘤逐渐对药物耐药，肿瘤缓慢增大，此时靶病灶径线总和为 40 mm，那么疗效评效应为 PD（40 mm − 30 mm = 10 mm，10 mm ÷ 30 mm × 100% = 33.3%）。即使肿瘤缓慢增大，但医生判断治疗持续获益，维持原先治疗用药，后续肿瘤再次缩小，此时靶病灶径线总和为 25 mm，那么疗效评价为 PR（100 mm − 25 mm = 75 mm，75 mm ÷ 100 mm × 100% = 75%）。最终，肿瘤对药物彻底耐药，迅速增大，靶病灶径线总和为 50 mm，疗效评价为 PD（50 mm − 25 mm = 25 mm，25 mm ÷ 50 mm × 100% = 50%）。

表 4-1　靶病灶疗效评价标准

疗效	评价标准
完全缓解（CR）	所有靶病灶消失，全部病理淋巴结（包括靶病灶和非靶病灶）短径必须减小至 10 mm 以下
部分缓解（PR）	靶病灶径线总和与基线相比缩小 ≥ 30%
疾病进展（PD）	以靶病灶径线总和的最小值为参照，径线总和增加 ≥ 20%；除此之外，必须满足径线总和的绝对值增加至少 5 mm（出现一个或多个新病灶也视为疾病进展）
疾病稳定（SD）	肿瘤变化介于 PR 及 PD 之间

在肿瘤疗效评价中，还有一种常见现象就是靶病灶分裂和融合（图 4-3）。无论靶病灶分裂还是融合，均可以相互可逆转化。

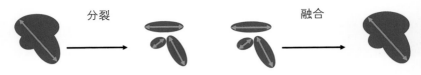

图 4-3　靶病灶的分裂和融合

　　疾病进展时，多个小病灶逐渐融合成独立大病灶，这个时候进行具体测量就是把原先每个小病灶的最大径相加，与疾病进展后形成的单独大病灶的最大径进行比较；反过来也是一样的，原先肿瘤病灶经过治疗后逐渐分裂成数个小病灶，进行肿瘤疗效评价时，就需要将原先病灶的最大径与治疗后数个小病灶各自最大径之和做对比。

靶病灶测量标准

- 靶病灶为淋巴结：
  - 即使短径＜ 10 mm，评估时仍应记录。
  - CR：所有淋巴结短径＜ 10 mm。
  - PR/SD/PD：短径应包含于靶病灶径线总和内。
- 无法测量的微小病灶：
  - 病灶存在但模糊，无法精确测量径线，默认径线为 5 mm。
  - 如果可测量径线确切数值，即使径线＜ 5 mm，也应记录实际值。
- 当靶病灶融合在一起，计算融合后病灶的最大径。
  - 疗效评价时，用这个融合最大径与融合前靶病灶径线总和比较。
- 当靶病灶分裂，测量分裂后每个病灶的最大径。
  - 疗效评价时，用每个病灶的最大径与分裂前靶病灶的最大径比较。

4.1.4.2 非靶病灶

非靶病灶包括部分未纳入靶病灶范围的可测量病灶及全部不可测量病灶。

在单独评价不可测量病灶时，非靶病灶完全缓解（CR）的定义为所有非靶病灶消失，且原本升高的肿瘤标记物完全恢复至正常水平，所有转移性淋巴结短径均 < 10 mm。

对于单个不可测量病灶较前进展（例如胸腔积液较前增多，或者双肺散在转移灶部分增多或部分增大）的情况，单纯一个器官的非靶病灶进展，而其他靶病灶及非靶病灶均保持稳定甚至缩小状态，全身肿瘤整体控制良好，综合患者临床表现考虑持续治疗获益，那么主要以靶病灶的变化作为主要评判依据，并不直接评判为疾病进展。

由于靶病灶及其他非靶病灶都仍处于稳定状态（SD 或 PR），仅靠某单个非靶病灶的进展来定义整体肿瘤的状态其实是比较片面的。因此这种情况仍评价为非完全缓解 / 非疾病进展（non - CR/non - PD）。除非某个非靶病灶迅速进展并引发患者相应的临床表现（例如：原本仅存在微量或少量胸腔积液，在 1 ~ 2 个月内积液迅速增加，形成大量胸腔积液，同时患者出现胸闷、憋气、呼吸困难、全身乏力、不能平卧等临床症状，此时急需针对胸腔积液做处理，穿刺引流胸腔积液以缓解患者不适。或者原本局限的淋巴管炎，患者无任何不适，但经过治疗后，患者影像学提示局限淋巴管炎迅速进展为全肺弥漫的淋巴管炎，且患者出现喘息等不适症状，急需对症治疗，同时更换治疗方案以控制肿瘤进展），在综合评价靶病灶及非靶病灶的基础上，考虑目前治疗方案已经不再获益，需要终止目前治疗方案，更换其他治疗方案的时候，才可以做出疾病进展的论断。

表 4-2　非靶病灶疗效评价标准

疗效	评价标准
完全缓解（CR）	所有非靶病灶消失，且肿瘤标记物恢复至正常水平。所有淋巴结无病理性意义（短径＜ 10 mm）
非完全缓解/非疾病进展（non-CR/non-PD）	存在一个或多个非靶病灶和（或）持续存在肿瘤标记物水平超出正常水平
疾病进展（PD）	已存在的非靶病灶出现明确进展（出现一个或多个新病灶也视为疾病进展）

非靶病灶的进展

● 存在可测量的非靶病灶时：

■ 必须满足非靶病灶整体的恶化程度已经达到必须终止治疗的程度。

■ 单/多个非靶病灶的一般性增大不足以达到进展标准。

■ 靶病灶 SD/PR 时，仅依靠非靶病灶改变就定义整体肿瘤进展 PD 的情况非常少见。

● 仅存在不可测量的非靶病灶时，评价困难。

■ 当非靶病灶改变导致整体肿瘤负荷增加的程度相当于靶病灶出现 PD 时（肿瘤最长径增加 20% 相当于肿瘤面积增加 44%，体积增加 73%）。

■ 渗出性病变：微量→大量（胸腹盆腔积液）。

■ 淋巴管病变：局限→广泛/弥漫播散。

■ 其他：导致治疗方案更换的变化。

4.1.4.3　新病灶

新病灶，顾名思义，即在基线检查时不存在而在治疗过程中逐渐或突然出现的病灶。但是需要强调的是，一些新病灶不是在短时间内突然长大的，它从最开始最大径为 2 ~ 3 mm 逐渐慢慢增大到最大径为 10 mm，甚至更大。那么在首次影像学观察到该病灶时，无论影像科医生还是临床试验研究者，在那个时间节点均无法明确该病灶的性质。该病灶有可能是新病灶，也有可能是炎性病变或其他病变，需要随着治疗的进行，动态观察该病灶的变化，根据其变化趋势判断其性质。

那么该病灶在增长到最大径为 7 ~ 8 mm 或者更大，被判定为新病灶时，以哪个时间点作为新病灶出现的时间呢？尽管经过一段时间的观察才判定该病灶为新病灶，但一经确认，新病灶的记录时间应为其首次出现在影像中的时间。

例如，2023 年 1 月 3 日在行疗效评价检查时发现右肺最大径为 2 ~ 3 mm 的小结节，但影像科医生及研究者均无法判断该结节的性质，后续经过 2 个周期用药，2023 年 3 月 15 日复查胸部 CT 提示右肺小结节较前增大，最大径为 7 ~ 8 mm，考虑为新发转移。那么，在肿瘤评估表上就应该在"新病灶"一栏记录右肺转移结节，时间为 2023 年 1 月 3 日，而不是 2023 年 3 月 15 日。综合疗效评价由于出现新病灶，考虑疾病进展（PD）。

此外，在基线检查时并未完成 PET/CT 检查，后续治疗过程中由于各种原因加做了 PET/CT，此时 PET/CT 报告提示原有 CT 未发现的病灶。那么，此时需要再次行 CT 进行二次确认，如果 CT 也可以确认该新出现的病灶，那么该病灶即可认定为新病灶；反之，CT 若不能确认 PET/CT 所提示的病灶，则不能认定为新病灶。而经过 CT 二次确认的新病灶，在记录疾病进展时间的时候以 PET/CT 检查发现新病灶的时间为准。

表 4-3　新病灶疗效评价

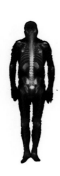

基线 -PET	随访 -PET	CT	结果
阴性	阳性	无须做	PD
未做	阳性	CT 确认	PD
未做	阳性	CT 未能确认	再行 CT 检查予以确认（如果确认，疾病进展时间从前期 FDG-PET 检查发现异常算起）
未做	阳性	既往 CT 存在，复查 CT 无进展	非疾病进展（non-PD）

新病灶

● 在基线检查中未发现而在随访检查中发现的病灶，即使基线期未做相关检查。

● 随访评价以确认某病灶为新病灶的时间为准。如果重复检查证实其为新病灶，那么疾病进展时间应从其最初发现的时间算起。

● PET/CT 评估需要额外的检查进行补充确认。

4.1.4.4　注意事项

除了先前强调的疾病进展（PD）的评判一定是与最佳疗效时（病灶径线总和最小值）做前后对比，而其他均为与基线测量值做参照对比。

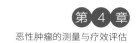

　　此外，图 4-4 作为例题以供各位读者自测。患者在基线期腹部增强 CT 为左图所示，后续随着治疗的进行，肝脏病灶逐渐形成，如图 4-4 右图所示，此时可以明显观察到该病灶增大了。那么在做肿瘤评估时，究竟是以右上图所示的测量径线为准，还是以右下图所示的测量径线为准呢？

　　答案是以右下图所示的测量径线作为记录值。RECIST 1.1 要求靶病灶测量以最大径为准，虽然该病灶在基线时期测量的径线为 2 点钟到 8 点钟方向，但后期该病灶增大，呈现椭圆形，那么此时它的最大径为 4 点钟到 10 点钟方向的径线（椭圆的长轴），并非原先的 2 点钟到 8 点钟方向的径线（椭圆的短轴）。

随访疗效评价

基线期

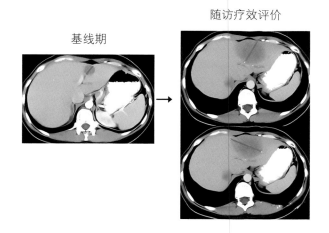

图 4-4　患者腹部增强 CT 影像

4.2　iRECIST

4.2.1　iRECIST 的背景

iRECIST 是对肿瘤进行免疫药物治疗时所采用的疗效评价标准。由于免疫检查点抑制剂的作用机制与细胞毒类化疗药物以及小分子 TKI 类靶向药物的作用机制完全不同，因此用 RECIST 1.1 来评判肿瘤疗效存在偏差和漏洞。

因此，针对接受免疫检查点抑制剂治疗的肿瘤患者，近年新颁布了 iRECIST 评价标准。

首先同前文所述，免疫检查点抑制剂通过调动机体自身原有的免疫细胞从而对肿瘤细胞进行识别和杀伤。由于该类药物作用机制中存在动员免疫细胞和杀伤肿瘤细胞的过程，因此该类药物起效时间较长，客观评价其疗效需要的时间比评价传统化疗和靶向治疗的疗效需要的时间更长。

同时，由于肿瘤组织周边免疫细胞浸润及肿瘤坏死组织水肿，在短期内可能会使得肿瘤病灶看起来迅速增大，通过现有影像学检查手段，难以鉴别是肿瘤实质性进展了还是炎性细胞浸润组织水肿，只能说单纯看起来好似疾病进展，而此时患者可能并无明显临床表现加重或新出现的不适感觉。

但随着持续用药，肿瘤周围免疫细胞相继发挥杀伤作用，浸润逐渐减轻，肿瘤细胞被杀伤，逐渐坏死，被排出体外，此时再次复查影像学检查会发现肿瘤体积明显缩小，甚至出现肿瘤完全消失的现象。而这个时间可能是 2～3 个月，也可能更久。

正是由于免疫检查点抑制剂的这种特殊的作用机制，以及肿瘤组织可能会出现先增大后缩小的变化，用免疫检查点抑制剂治疗肿瘤的情况已经不适于用 RECIST 1.1 来进行评判，因此 iRECIST 综合考虑以上因素，重新对肿瘤疗效评价标准进行了调整和修改。

另外，除免疫治疗的假性进展和延迟反应外，RECIST 1.1 的局限性还在于：机体免疫系统的调动需要一定的时间，在这段时间里免疫细胞对肿瘤细胞是有杀伤作用的，但是由于时间太短，在影像学上尚未观察到病灶有明显变化，但患者自我感觉症状较前有所改善，这种情况称为混合缓解。另一种极端情况是，肿瘤的发生发展是无时无刻不在进行的，由于肿瘤本身的性质和生物学行为，肿瘤组织不断增大，此时免疫细胞还没发挥作用，或者机体本身并未对免疫检查点抑制剂做出相应反应，那么在客观影像学上就会表现出肿瘤体积较前明显增大，4 ~ 6 周内病灶迅速增大至基线期的 2 倍以上，这种情况称为肿瘤超进展。

RECIST 1.1 是通过将单次单一检查结果与基线期检查结果做对比，从而明确疗效的。而免疫检查点抑制剂需要更长时间动态监测肿瘤变化，从而反推治疗效果。因此 iRECIST 引进了二次确认疗效的概念，目的就是更加准确地判断肿瘤对免疫治疗药物的反应，避免错误判断而导致患者痛失治疗时机（即在免疫治疗药物尚未完全发挥疗效时，由于肿瘤体积变化不明显或短期内增大，予以停用药物或更换治疗方案）。

肿瘤免疫反应

①应答模式多样，疗效发挥缓慢。

②炎性细胞浸润和肿瘤组织坏死水肿在影像学上难以鉴别。

RECIST 的局限性及缺陷

①假性进展：基线→ PD → PR。

②混合缓解：主观获益 + 客观未获益。

③延迟反应：数周或数月后出现疾病缓解。

④肿瘤超进展：4～6周内出现病灶迅速增大至基线期的2倍以上。

⑤根据单一单次影像判定肿瘤整体变化。

⑥短期的再确认仅反映近期疗效，无法评估远期疗效。

4.2.2　iRECIST 的新概念

iRECIST 除了保留原 RECIST 1.1 中的概念外，还引入了部分全新术语，如 iCR、iPR、iSD、iuPD 和 icPD。

其将原 RECIST 1.1 评定的 PD 概念视为 iuPD，根据肿瘤类型、肿瘤全身分期及临床表现，综合判定该患者是否能从当前治疗中继续获益，然后在之后的4～6周内再次进行影像学评估，并与前次检查结果做对比，以明确病灶是继续进展还是保持稳定。

如果病灶保持不变，继续评判为 iuPD。如果病灶持续不断增大，明确进展，则评判为 icPD。在此种疗效评价模式下，iuPD 后可以再次出现 iSD、iPR 和 iCR，也就是说为肿瘤假性进展、混合缓解的这部分患者提供了再次接受治疗的机会，并由研究者根据后续治疗效果决定是否继续用药。

iRECIST 的新概念

- iRECIST 的全新术语：
    - 免疫完全缓解（immune complete response，iCR）。
    - 免疫部分缓解（immune partial response，iPR）。
    - 免疫疾病稳定（immune stable disease，iSD）等。

- iRECIST 的关键概念:
  - 待证实的疾病进展（unconfirmed progressive disease, iuPD）。
  - 已证实的疾病进展（confirmed progressive disease, icPD）。

- 特殊意义：将之前 RECIST 1.1 评定的 PD 暂视为 iuPD，根据患者的肿瘤类型、疾病分期及临床情况综合判断是否继续治疗，在 4 ~ 6 周内进行再次评价以确认 icPD。在此评价模式下，iuPD 后可再次出现 iSD/iPR/iCR。只要 icPD 未得到证实，就需要循环持续评价并记录其原因。

4.2.3　iRECIST 的疗效评价

当然，不管是 iCR、iSD 还是 iPR，其测量标准及评判标准都与 RECIST 1.1 保持一致。

iRECIST 的疗效评价

- icPD：靶病灶或非靶病灶的增加、新靶病灶最大径总和增加 ≥ 5 mm，新非靶病灶增加或出现其他新病灶。
- iCR、iSD、iPR：当再次评估时，肿瘤与基线比发生缩小并达到相应标准，此时需将肿瘤总负荷基线设定为缩小后的结果。
- iuPD：肿瘤大小或范围基本没有变化或未达到上述两条标准。

4.3　iRECIST 与 RECIST 的区别

4.3.1　主要区别

iRECIST 与 RECIST 的主要区别集中在 PD 的评判方面。RECIST 1.1 中只要确认出现新病灶，那么即可判定为疾病进展（PD），无须测量新病灶的大小。

但是，在 iRECIST 里面，首次出现新病灶后判定为 iuPD，然后将新发病灶按照其位置、大小和性质分为新的可测量病灶或不可测量病灶两类，且新发可测量病灶可评为靶病灶，但是并不记录于原始基线靶病灶最大径总和之中；而后随着治疗推进，再次复查影像学检查进行肿瘤评估时，如果病灶继续增大 ≥ 20% 或再次出现另外的新发病灶，即可判定为 icPD。但如果再次进行疗效评价时新发病灶并无明确进展，也无其他新病灶出现，则判定为 iuPD，可以继续采用原有方案治疗。

iRECIST 中对于 PD 的确认比 RECIST 1.1 更为谨慎。其对 icPD 的确认时间做出了明确规定，为 4 ~ 6 周，以确保药物治疗无效、肿瘤真真切切在进展的这部分患者没有耽误过多时间，可以在一定时间范围内予以补救性的治疗。

尤其对于假性进展发生率高的肿瘤免疫治疗，在必要时需要适当延长再次评估的时间，为肿瘤坏死组织水肿的消退、免疫细胞浸润的减轻、客观影像学检查发现肿瘤实质体积变化提供充足的反应时间，最大程度避免由于观察时间不足导致过早停用治疗有效的药物的情况。

而对于已经确认 icPD 的这部分患者，虽然已经无法从免疫治疗中获得疾病缓解或稳定，但仍然需要持续随访该患者后续治疗情况及生存状态。由于免疫检查点抑制剂在停用后仍可能对机体免疫细胞产生持续长久的作用，因此建立出组访视，长期随访是非常必要的。

此外，iRECIST 中引进了需根据患者临床表现及状态综合考量的理念，如临床表现稳定，即便病灶在缓慢增大，二次确认 icPD，只要考虑可以从当前治疗方案中持续获益，则可以允许不更换治疗方案。该条理念正是考虑到免疫治疗的长拖尾效应，即便病灶已经在缓慢进展，但由于免疫检查点抑制剂对机体免疫细胞仍持续产生作用，在一定程度上仍可以部分遏制肿瘤细胞生成，诱导肿瘤细胞凋亡，因此治疗效应仍然存在，结合患者临床表现的平稳状态，则可以准许患者继续目前用药方案，以保证将免疫检查点抑制剂的药物疗效发挥至最长时间，追求更久的获益。

iRECIST 与 RECIST 的主要区别

- 新病灶的评估：
  - 对于新病灶的出现，RECIST 定为 PD，不需要测量。
  - 而 iRECIST 将新病灶的出现初步定为 iuPD，并将其划分为可测量和不可测量新病灶，可测量新病灶可评为靶病灶，但不加入原始总肿瘤负荷基线，再次评估时只要满足条件即可定为 icPD。
- PD 的确认：
  - iRECIST 对 PD 确认的时间做出新规定：4 ～ 6 周，确保患者进行补救治疗的时机。
  - 而对于某些假性进展（psPD）发生率较高的肿瘤免疫治疗，或者已无补救措施的病例，再次评估时间可以适当延长。
  - 对于再次评估为 icPD 的患者，只要条件允许，无论患者是否继续治疗，都建议持续跟踪评价。

- 临床状态的考虑：
  - iRECIST 提出需结合患者临床状态进行综合考量，临床稳定者可继续治疗。

4.3.2　新病灶评估

如前文所述，iRECIST 对疾病进展方面的判定更为谨慎严密，这里详述新病灶评估的具体内容。

iRECIST 标准中将出现的新病灶划分为两类：可测量新病灶和不可测量新病灶。

而可测量新病灶可以纳入新靶病灶，新靶病灶的规定仍然沿用 RECIST 1.1 中的总数 ≤ 5 个、每个器官 ≤ 2 个的要求。

而新非靶病灶同理，既包括可测量新病灶，也包括不可测量新病灶。而新病灶的再次进展无须区分是新靶病灶还是新非靶病灶，只要再次符合疾病进展（PD）的要求，即可判定为 icPD，如未达到再次疾病进展的标准，则继续判为 iuPD。

新病灶评估

- 对于新病灶的出现，iRECIST 将其分为两类：可测量病灶和不可测量病灶。
- 新靶病灶：≤ 5 个，每个器官 ≤ 2 个。
- 新非靶病灶：不可测量的新病灶 + 其他可测量新病灶。
- 新病灶不需要一定符合新靶病灶的标准，即可判断为 iuPD 或 icPD。
- 新非靶病灶也可以区分为 iuPD 或 icPD。
- 如果新发病灶符合 iuPD 的标准，且患者临床情况稳定，可继续治疗。

4.3.3　主要区别图示

下面用表格的形式（表 4-4）向大家直观展示 RECIST 1.1 和 iRECIST 的主要区别。

对于疾病进展（PD）的判定标准及相关的百分率，RECIST 1.1 和 iRECIST 没有区别。对于新病灶，二者的区别在于 RECIST 1.1 要求新病灶首先出现即判定 PD，而 iRECIST 则要求新病灶首次出现判定 iuPD。对于 PD 确认，在 RECIST 1.1 中没有这个概念，而在 iRECIST 中 PD 确认则是必需的，而且对再次确认的评估时间、病灶具体变化都做了相应的要求。

表 4-4　RECIST1.1 与 iRECIST 的主要区别

项目	RECIST 1.1	iRECIST
PD定义	较基线或最小值增加≥20%（绝对值≥5 mm）；出现新病灶；非靶病灶明确进展	较基线或最小值增加≥20%；出现新病灶；非靶病灶明确进展
新病灶	新病灶出现可判定PD	新病灶出现即可判定iuPD；新病灶不加入总肿瘤负荷
PD确认	不需要	需要；≥4周；靶病灶或非靶病灶增大；新靶病灶径线总和绝对值增大≥5 mm；新非靶病灶进展；

4.3.4　iRECIST 的新问题

最后，iRECIST 是近年来新推出的，由于刚刚开始在临床推广使用，因此肯定或多或少存在欠缺和不足。由此会延展出更多新问题，很多疑惑目前专家尚无明确结论，值得我们去深入探讨。

全球首个 PD-1 免疫检查点抑制剂于 2014 年在日本及美国获批上市，首个国产 PD-1 抗体药物特瑞普利单抗注射液于 2018 年获批上市。相对于已经使用了几十年的化疗药物和使用了十几年的靶向治疗药物，免疫治疗药物仍然算是新药，相关的临床数据远不如化疗和靶向治疗药物齐全，用药经验也不是非常丰富。且随着免疫治疗相关研究如火如荼地进行，更多、更新的免疫治疗药物陆续上市，给广大患者带来了无限希望，但对临床医生来说，带来的更多是不确定因素的挑战和未解之谜的困惑。

iRECIST 的新问题

- 部分受试者由于疾病进展而被剔出临床研究，使得许多临床研究因缺乏足够数据而停滞。
- 临床实际中，对于假性进展（PsPD）和疾病超进展（HPD）的处理，需要临床医生结合患者的具体情况及临床状态进行慎重的评估和决策。
- 尽管 iRECIST 基于共识修订，但由于相关数据库仍不完善及数据共享受限，因此 iRECIST 尚未得到充分验证。

4.4 常见疑问及回答

问题 1： 如果筛选期淋巴结大小符合非靶病灶标准，但研究者认为它不属于肿瘤病灶，后续其大小也没有发生变化，这种解释可以接受吗？

回答： 是可以接受的。淋巴结肿大不仅仅由肿瘤转移导致，更常见的原因是慢性炎症或其他。那么短径在 10 ~ 15 mm 之间的淋巴结虽然符合非靶病灶的测量要求，但其性质并不一定是肿瘤。慢性炎症导致的淋巴结肿大同样会造成淋巴结短径超过 10 mm 的情况，甚至还有可能导致其短径超过 15 mm。经过抗肿瘤治疗后，该肿大淋巴结没有变化，其实也进一步证实了该肿大淋巴结为非肿瘤性病变，因为肿瘤性淋巴结在初期抗肿瘤治疗过程中大多会与原发病灶以及全身病灶呈现出一致的变化。

那么，该肿大淋巴结既然不是肿瘤转移的淋巴结，给予抗肿瘤治疗后自然也不会有什么变化。

问题 2：如果治疗期间靶病灶出现液化或坏死，测量的时候需要避开液化或者坏死区域吗？

回答：不需要。只需测量肿瘤外周最大径即可，不过需要在记录时予以备注。

问题 3：如果基线期只有一个病理淋巴结，后续其短径缩小到 9 mm，判定 CR。如果该淋巴结再次增大到短径为 11 mm，我们先判定为疑似 PD，然后等到下次行疗效评价时再看。是不是其短径需要增大超过 5 mm 才能判定为 PD？

回答：如果该淋巴结增大到短径为 11 mm，11 mm − 9 mm = 2 mm，根据 RECIST 1.1，淋巴结短径增大的绝对值需要超过 5 mm，因此在淋巴结短径为 11 mm 的这个时间节点上不能判定 PD，而是判定为 SD 或者 PR（用 11 mm 与基线期淋巴结短径做对比）。而后该淋巴结继续增大，短径增长超过 5 mm，比如此时淋巴结短径为 15 mm，那么 15 mm − 9 mm = 6 mm，6 mm ÷ 9 mm × 100% = 66.7%，此时才判定为 PD。

问题 4：疑似新病灶，此次评估是否可以判定为 NE？后续确诊的间隔时间一般为 4 周吗？或者多久比较合适？因为有些肿瘤到了后期疗效评估间隔时间长，以最开始判定为疑似 PD 的时间为最初 PD 时间，是否需要修改之前的全部肿瘤评估表？还是在病历中说明即可？

回答：可以判定为 NE，后续确诊的间隔时间为 4～6 周，依照临床试验方案中的规定即可。

根据 RECIST 1.1，新病灶的确认时间以新病灶最初发现的时间为准，因此需要修改先前的全部肿瘤评估表。病历中可以对此进行记录，但肿瘤标记物是最直接的评判证据，因此也是需要修改的。

问题 5：骨病灶的进展评价中，如果之前只有胸椎转移，现在腰椎出现新的骨破坏，是否认定为进展？

回答：腰椎出现了新的骨破坏病灶，根据 RECIST 1.1 新病灶无需测量，只要认为是新转移灶，即可判定为疾病进展。

4.5 实战分析

病例：47 岁中年男性，因咳嗽 1 月余就诊，胸 CT 提示左肺上叶软组织结节，大小为 39 mm×23 mm，双肺弥漫结节，考虑转移。纵隔及双锁骨上肿大淋巴结，大小为 25 mm×15 mm，考虑转移。胸椎、腰椎、双侧肋骨、胸骨旁多发骨质破坏，考虑转移。全身 PET/CT 进一步证实上述病灶呈高代谢。病理穿刺活检为肺腺癌。

- 基本信息：47 岁，男性。
- 主诉：咳嗽 1 月余。
- 胸 CT 分期：
  ①左肺上叶舌段软组织结节（39 mm×23 mm），双肺弥漫结节，考虑转移。
  ②纵隔及双锁骨上肿大淋巴结（25 mm×15 mm），考虑转移。
  ③胸椎、腰椎、双侧肋骨、胸骨多发骨质破坏，考虑转移。
- PET/CT 分期：
  ①左肺上叶舌段心包旁软组织结节,伴高代谢（SUVmax 5.5）。
  ②双肺弥漫多发转移（SUVmax 3.2）。
  ③双锁骨区、纵隔（2R/L、4R、5、7 区）及双肺门多发淋巴结转移。

④全身弥漫多发骨转移。

● 病理活检：（左肺结节穿刺活检）浸润性肺腺癌

● 基因检测：未见敏感突变

图 4-5、图 4-6 为 PET/CT 图像截取其肺部病灶、双肺弥漫转移灶及多发骨转移的情况。图 4-5 所示双肺内如同雪花状的密密麻麻的点状病灶即双肺弥漫转移灶，而局部明亮的病灶为肺内原发灶。图 4-6 示全身脊柱各椎体代谢情况，颈、胸、腰椎均呈现不同程度亮度增高区域，为弥漫骨转移病灶。

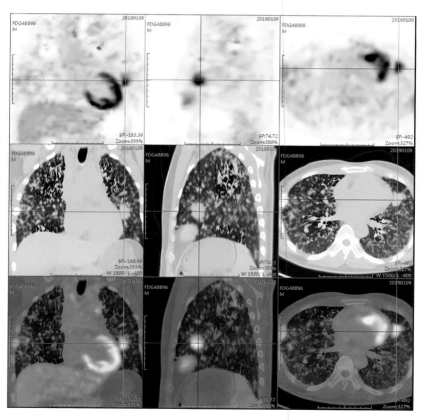

图 4-5　患者 PET/CT 图像

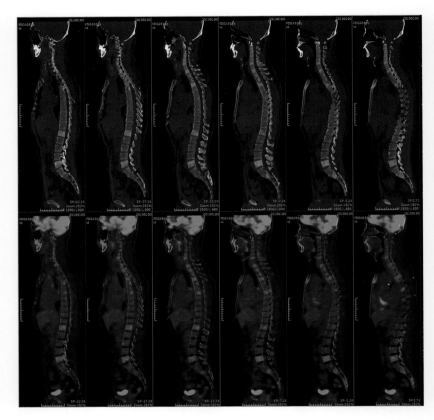

图 4-6　患者 PET/CT 图像

　　该患者的肿瘤分期为 $cT_4N_3M_{1c}$ 、IVb 期。

　　这里读者可能会有疑问，为什么原发病灶大小才 39 mm×23 mm，就划定为 T_4 ？

　　在肺癌 TNM 分期中，T_4 除了定义原发病灶长径超过 7 cm 外，还定义了一种情况，就是原发病灶于同侧不同肺叶内出现转移灶。

　　什么叫作同侧不同肺叶？

　　右肺有三叶，分别为右肺上叶、右肺中叶、右肺下叶。左肺有两叶，即左肺上叶、左肺下叶。如果病灶在右肺上叶，那么转移灶出现在右肺中叶或者右肺下叶时就称为同侧不同肺叶，为 T_4 的界定标准。

如果同侧同肺叶内出现转移灶，则划定为 T_3。如果原发病灶在右肺，但是左肺出现了转移灶，属于对侧肺内转移，定义为 M_1。

因此如图 4-5 所示，双肺满布转移灶，无论同侧还是对侧肺叶均有转移，因此 T_4 和 M_1 都是肯定的。而双锁骨上淋巴结转移则定义为 N_3。因此分期为 $cT_4N_3M_{1c}$、Ⅳb 期。

基线期肿瘤评估如表 4-5 所示，靶病灶为左肺上叶原发灶和纵隔淋巴结，其余病灶均为不可测量病灶，统一划分为非靶病灶。原发灶最大径为 39 mm，纵隔淋巴结短径为 15 mm，因此基线期肿瘤总负荷为 39 mm + 15 mm = 54 mm。

● 初步诊断：左肺腺癌 $cT_4N_3M_{1c}$、Ⅳb 期。双锁骨上、纵隔、双肺门多发淋巴结转移，双肺转移，多发骨转移，基因（－）。

● 基线肿瘤评估：见表 4-5。

表 4-5　患者基线肿瘤评估

项目	位置	大小（径线γ是否存在）	基线肿瘤总负荷
靶病灶	左肺上叶	39mm	
	纵隔淋巴结	15mm	
非靶病灶	锁骨上淋巴结	存在	54mm
	肺门淋巴结	存在	
	双肺转移	存在	
	多发骨转移	存在	

随后，该患者入组 ORIENT－11 临床研究。该临床试验以 2：1 随机入组方式分配队列。

试验组采用培美曲塞＋卡铂／顺铂＋IBI308 治疗方案，对照组采用培美曲塞+卡铂/顺铂+安慰剂治疗方案。

两组分别接受 4 个周期的治疗后进入不含铂类药物的维持治疗阶段。如在维持治疗阶段出现疾病进展，可以揭盲，如为对照组，后期可以交叉至 IBI308 单药治疗。

整体 IBI308 研究药物最长给药时间为 24 个月，包括试验组及揭盲后交叉至 IBI308 单药治疗组。主要研究终点为 PFS，次要研究终点为 ORR、DCR、DOR、OS 及安全性等。使用 iRECIST 进行疗效评价。

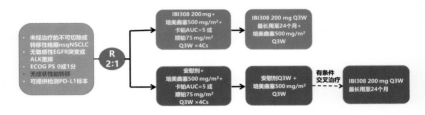

● 主要研究终点：PFS(基于 RECIST 1.1，由独立影像学评审委员会进行评估)
● 次要研究终点：ORR、DCR、DOR、TTR、OS、安全性及耐受性。
● 探索性终点：使用 iRECIST 进行疗效评估，PK 特征、生物标志物、PROs，以及化疗组进展后交叉接受信迪利单抗治疗的 PFS。

图 4-7　ORIENT-11 临床研究的主要设计与研究目的

该受试者从 2019 年 2 月 15 日开始第 1 周期第 1 天(C1D1)用药，经过 4 个周期的治疗后全身肿瘤得以控制及缓解。

如表 4-6 所示：左肺上叶原发病灶原先最大径为 39 mm，治疗 2 个周期后复查，该病灶最大径缩小到 30 mm。接受 4 个周期治疗后，该病灶最大径继续缩小到 25 mm。而纵隔淋巴结短径从基线期的 15 mm，经过 2 个周期治疗缩小到 12 mm，经过 4 个周期治疗继续缩小到 9 mm。双肺弥漫转移灶较前明显改善。

该受试者的基线期、接受 2 个周期治疗后、接受 4 个周期治疗后的肿瘤评估数值列举如下：接受 2 个周期治疗后肿瘤总负荷为 30 mm + 12 mm = 42 mm，而 54 mm − 42 mm = 12 mm，12 mm ÷ 54 mm × 100% = 22.2%，判定为 SD。接受 4 个周期治疗后肿瘤总负荷为 25 mm + 9 mm = 34 mm，而 54 mm − 34 mm = 20 mm，20 mm ÷ 54 mm × 100% = 37.0%，判定为 PR。

● 治疗经过：入组 ORIENT−11 临床研究，2019 年 2 月 15 日开始 C1D1 用药。

● 治疗期间肿瘤评估：见表 4-6。

表 4-6　治疗期间肿瘤评估

项目	位置	基线期	接受2个周期治疗后	接受4个周期治疗后
靶病灶	左肺上叶	39mm	30mm	25mm
	纵隔淋巴结	15mm	12mm	9mm
非靶病灶	锁骨上淋巴结	存在	存在	存在
	肺门淋巴结	存在	存在	存在
	双肺转移	存在	存在（明显缓解）	存在（明显缓解）
	多发骨转移	存在	存在	存在
肿瘤总负荷	—	54mm	42mm	34mm

从患者胸部 CT 影像截图（图 4-8）中可以看到，左图基线期呈现白色实性占位，经过 2 个周期治疗后，如右图所示该实性病灶较前明显缩小。与此同时，双肺弥漫转移灶在基线期呈满布雪花状，后逐渐变淡、变轻，正常的肺组织逐渐显现。

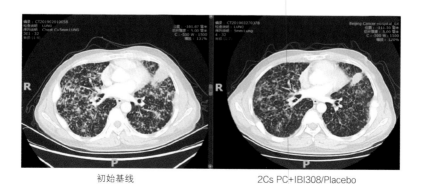

初始基线　　　　　　　　　2Cs PC+IBI308/Placebo

图 4-8　经 2 个周期治疗后患者胸部 CT 影像对比

再看纵隔淋巴结的变化（图 4-9），基线期气管分叉主动脉后方的圆形淋巴结经过 2 个周期治疗后，呈现缩小且呈椭圆形的趋势，说白了就是变扁平了。这就是测量淋巴结为什么一定要量短径的原因。机体正常的淋巴结呈椭圆形，它发生了肿瘤性病变后不是变长了，而是变圆、变胖了，甚至形状接近正圆形，因此短径的变化更能正确反映淋巴结的性质改变，故选择短径作为测量目标。

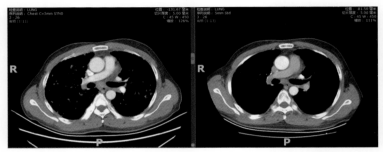

初始基线   2Cs PC+IBI308/Placebo

图 4-9   经 2 个周期治疗后患者纵隔淋巴结变化

接下来再看经过 4 个周期治疗以后的情况（图 4-10），左图中基线期白色实性占位进一步缩小，而双肺呈满布雪花状的弥漫转移灶有了非常显著的改善，不仅转移灶变少、变淡，而且正常肺组织及纹理均清晰可见。

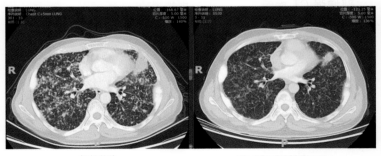

初始基线   4Cs PC+IBI308/Placebo

图 4-10   经 4 个周期治疗后患者胸部 CT 影像对比

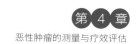

而纵隔淋巴结方面（图 4-11），基线期圆滚滚的淋巴结经过 4 个周期治疗后，长径基本未变，但短径已经明显缩短，淋巴结整体呈扁长椭圆形，基本恢复了正常淋巴结的外形结构。

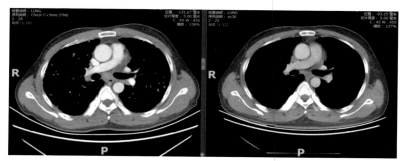

初始基线　　　　　　　　　　4Cs PC+IBI308/Placebo

图 4-11　经 4 个周期治疗后患者纵隔淋巴结变化

后续根据临床试验方案要求，在接受 4 个周期联合用药后，进入不含铂类药物的维持治疗阶段，给予培美曲塞＋IBI308/ 安慰剂治疗。

在治疗期间，按照临床试验方案要求定期复行疗效评价，表 4-7 展示了该患者基线期、接受 2 个周期治疗后、接受 4 个周期治疗后及接受 9 个周期治疗后的肿瘤评估情况，期间全身肿瘤处于稳定状态时的数据予以略过。在接受 9 个周期治疗后复行疗效评价时，腹部增强 CT 提示右肾上腺及肝脏均发现新病灶，最大径分别为 20 mm 和 10 mm，可以确认为转移灶。

- 治疗经过：2019 年 2 月 15 日开始 C1D1 用药，2019 年 5 月 10 日进入第 5 周期维持治疗阶段，2019 年 9 月 10 日行第 10 周期前复查。
- 治疗期间肿瘤评估：见表 4-7。

表4-7　治疗期间肿瘤评估

项目	位置	基线期	2Cs	4Cs	9Cs	
靶病灶	左肺上叶	39 mm	30 mm	25 mm	25 mm	
	纵隔淋巴结	15 mm	12 mm	9 mm	9 mm	
非靶病灶	锁骨上淋巴结	存在	存在	存在	存在	
	肺门淋巴结	存在	存在	存在	存在	
	双肺转移	存在	存在（明显缓解）	存在（明显缓解）	存在（明显缓解）	
	多发骨转移	存在	存在	存在	存在	
新病灶	—	—	—	—	右肾上腺	20 mm
					肝脏	10 mm
肿瘤总负荷	—	54 mm	42 mm	34 mm	64 mm	

因此，根据 iRECIST 判定为疾病进展（iuPD）。根据相关要求，在 4～6 周后复行影像学检查，明确新病灶及其变化。

后续患者再次复查胸腹盆增强 CT，提示原新发的右肾上腺病灶及肝脏病灶均较首次发现时无明显变化，同时结合患者无明显临床不适，对药物治疗耐受性良好，全身肿瘤病情控制稳定，遂继续维持原治疗方案。并且按照临床试验方案要求，定期（每9周）复查评价疗效。

再次历经 7.2 个月的治疗，患者行相关影像学检查时发现原右肾上腺病灶及原肝脏病灶较首次发现时明显增大，右肾上腺病灶最大径从 21 mm 增长至 43 mm，肝脏病灶最大径从 15 mm 增长至 30 mm，同时再次发现新发肝脏病灶。根据 iRECIST，在 iuPD 的基础上再次出现疾病进展，评判为 icPD。

- 治疗经过：根据该试验方案要求，考虑患者可能从该目前治疗方案中继续获益，遂继续予以原方案治疗。自 2019 年 9 月 10 日至 2020 年 4 月 3 日期间（历时 7.2 个月），按照试验方案要求，每 9 周复查评效，两处新发病灶均较前无明显变化。

于 2020 年 6 月 29 日行 C18 复查评效：

右肾上腺占位：21 mm → 43 mm。

肝脏 S3 占位：15 mm → 30 mm。

新发肝脏 S7 占位：42 mm × 26 mm。

● 18Cs 肿瘤评估：PD。

由此我们可以看到 iuPD 和 icPD 的意义所在。如果按照 RECIST 1.1 来评判，在首次发现右肾上腺转移和肝脏转移的时候就评判为疾病进展（PD），患者面临终止目前治疗、更换药物。

但实际上患者在首次疾病进展后病情整体还处于相对稳定的状态，继续予以原方案治疗后，原新发病灶并未继续进展，该治疗用药又为患者带来了 7.2 个月的获益。这长达半年多的时间对晚期肺癌患者是非常珍贵的，是多少患者梦寐以求的疾病缓解时间，一旦错判追悔莫及。

患者接受 18 个周期治疗后，新病灶突然快速进展，且再次出现新病灶，提示疾病不稳定，急需更换治疗方案（见表 4-8）。

而后根据该临床试验方案设计，受试者出现疾病进展（icPD）后可以申请揭盲。该患者揭盲结果为对照组，也就是他先前的治疗

表 4-8　基线 ~18Cs 肿瘤评估

项目	位置	基线期	2Cs	4Cs	9Cs	18Cs
靶病灶	左肺上叶	39 mm	30 mm	25 mm	25 mm	25 mm
	纵隔淋巴结	15 mm	12 mm	9 mm	9 mm	9 mm
非靶病灶	锁骨上淋巴结	存在	存在	存在	存在	存在
	肺门淋巴结	存在	存在	存在	存在	存在
	双肺转移	存在	存在（明显缓解）	存在（明显缓解）	存在（明显缓解）	存在（明显缓解）
	多发骨转移	存在	存在	存在	存在	存在
新病灶	—	—	—	—	右肾上腺 20mm 肝脏S3 10mm	右肾上腺 43mm 肝脏S3 30mm 肝脏S7 42mm
肿瘤总负荷	—	—	54 mm	42 mm	34 mm	64 mm	149 mm

方案为：培美曲塞＋卡铂/顺铂＋安慰剂治疗 4 个周期后进入培美曲塞＋安慰剂维持治疗阶段。

经再次知情和交叉后，受试者进入 IBI308 免疫治疗队列。

在进入免疫治疗阶段之前，患者行基线检查可发现肺内原发灶，双肺转移灶及纵隔、肺门、锁骨上淋巴结均处于稳定状态，主要靶病灶为新发的肝转移灶及原右肾上腺及肝内病灶。此时肿瘤总负荷为 149 mm，远大于首次出现新病灶时的肿瘤总负荷 64 mm。

于是患者按计划开始规律予以 IBI308 免疫药物治疗，并按照方案要求定期复行疗效评价。

此后患者按周期予以 IBI308 免疫药物治疗，4 个周期后达到 iPR，6 个周期后肝脏病灶完全消失，肺内病灶稳定，综合评效 iPR。经过近 1 年的免疫药物治疗，患者肝脏病灶再次出现新转移灶，按照 iRECIST，首次出现新病灶评判为 iuPD。经过 4 周后再次复查，肝脏病灶持续增大，于是最终评判为 icPD，予以出组。

以上就是一份比较完整的肺腺癌 IV 期病例从诊断到 TNM 分期，从初治一线治疗到二线治疗肿瘤评价，历经一线治疗 PR → iuPD → icPD、交叉（二线治疗）iPR → iuPD → icPD，最后出组的整体过程。

第 5 章　恶性肿瘤的不良事件

5.1　CTCAE

5.1.1　CTCAE 的概念及注意事项

CTCAE 是常见不良事件术语评定标准（common terminology criteria for adverse events）的缩写。目前 CTCAE 已更新至第 5 版，每个版本都会根据最新数据和临床实践进行修订和更新，以确保其与时俱进，并提供可靠的比较基准。

由于 AE 种类繁多，细化之后有成千上万条。由于所使用的药物不一样、患者病情不同，同一个检验指标所反映的意义也各不相同，甚至会有天壤之别。

因此，基于这些评判细则，总体归纳起来 CTCAE 将 AE 严重程度大致分为 5 个级别，由 1 级至 5 级，AE 严重程度逐渐加重。在某一 CTCAE 评判条目中，我们会看到由分号隔开的具体说明。

例如在"甲状腺功能减退症"条目中：

1 级：无症状；仅为临床或诊断所见；无须治疗。

2 级：有症状；甲状腺激素替代治疗；借助工具的日常生活活动受限。

3 级：严重；自理性日常生活活动受限；需要住院治疗。

4 级：危及生命；需要紧急治疗。

5 级：死亡。

那么这该如何解读呢？

每个等级中的"；"表示分号前后呈现并列关系，即"或"的意思。也就是说，2 级的评判解读为：要么存在临床症状，要么需要替代治疗，要么需要借助工具的日常生活活动受限。只要符合以上 3 条中的 1 条，就符合 2 级评判标准。

例如：如果患者存在甲状腺功能减退症的临床表现，口服激素替代治疗后效果欠佳，日常生活受影响，开始入院治疗。他就同时符合 3 级中"自理性日常生活活动受限"和"需要住院治疗"这 2 条标准，应归为 3 级。

因此，只要符合分号隔开的并列条目中的 1 条，即可评判为该等级，不必所有条目均符合。

还有一些分级的栏目里呈现一字线"—"，代表这个等级是不存在、不适用的。

虽然 CTCAE 总共分为 5 个级别，但并不是每条 AE 的严重程度都有 5 个等级，部分 AE 仅存在"有"和"无"2 个等级。

例如在"心跳骤停"条目中：

1～3 级均为"—"，表示不存在、不适用。

4 级：危及生命；需要紧急治疗。

5 级：死亡。

故心跳骤停的 CTCAE 分级其实只有 2 个等级。

由于 AE 众多，等级划分各具特点，标准并不一致。因此需要对 AE 分级时，应针对每条 AE 查阅 CTCAE 标准，不可盲目凭感觉评判。药研社 App 上有 CTCAE 5.0 标准的小工具，方便各位读者快速查阅。

CTCAE：常见不良事件术语评定标准

● CTCAE 分级即把 AE 的严重程度进行归类。CTCAE 基于基础原则，运用独特的临床描述将 AE 的严重程度分为 1～5 级。

● 分号（；）在分级描述中表示"或"。

● 一字线（—）表示等级不存在。

● 1～5 级不适用于所有的 AE。因此，有些 AE 的 CTCAE 分级会少于 5 个等级。

5.1.2　CTCAE 分级

CTCAE 分级依据主要分为两类：一是对具体检验数值异常的分级，通常根据检测值较正常值上限超过几倍进行等级划分；二是根据临床症状的具体表现，按照轻、中、重度划分等级。

1 级：轻度；无症状或症状轻微；仅为临床或诊断所见；无须治疗。最常见例如化验指标的轻度升高/降低，比如肝脏转氨酶升高、血糖升高、白细胞计数下降、中性粒细胞减少等等。仅仅表现为化验值升高或降低，并无明显不适，同时也不需要特殊处理用药，符合以上情况可判定为 1 级。

2 级：中度；需要较小、局部或非侵入性治疗；与年龄相当的工具性日常生活活动受限。

这里着重说明"与年龄相当的工具性日常生活活动受限"该如何理解。首先解释"与年龄相当"，可以理解为患者在其所处年龄阶段可以从事的工作性质的活动。例如，20 岁男性的工作性质活动和 70 岁男性的工作性质活动肯定不同，前者可以做重体力劳动，后者往往已经退休多年，仅能从事以脑力劳动为主的工作。

而工具性活动是与自理性活动相对的，工具性活动包括上学、上班、接送孩子、农耕、赶集、买菜、跳舞等。说白了，工作性质的活动属于附加的活动，不做不影响基本生活。

"与年龄相当的工具性日常生活活动受限"中的"受限"指原本能做的事情现在不能做了，或者做着吃力了。与此同时，部分 AE 需要采用口服药物等治疗方式进行针对性的治疗，以求缓解、改善症状，但尚未达到让患者住院输液的程度。符合以上情况可判定为 2 级。

3 级：严重或者具重要医学意义但不会立即危及生命；导致住院或者延长住院时间；致残；自理性日常生活活动受限。

3 级 AE 的发生常提示该药物 AE 等级具有重大医学意义，需要重视并密切追踪该 AE 后续转归，涉及研究用药的停药或减量。

这里所述的"自理性的日常活动受限"指最基本的生活（如吃饭，睡觉、上厕所、洗漱、梳头发、穿衣服、穿鞋、下床短距离行走等）都无法自理。患者无法自己照顾自己，无法完成最基本的日常生活，这就是自理性日常活动受限。

此时，患者需要身边有人长期照顾他的生活，家中 24 小时不能离人，住院状态需要床旁陪护。一般来说，达到 3 级的 AE 大多需要上报严重不良事件（SAE），向相关部门汇报其详细发生、发展及转归过程。

4 级：危及生命；需要紧急治疗。

"紧急治疗"这个概念，既可以指急诊处理，也可以指抢救。患者必须在短时间内到达医院，迅速得到医疗救助（比如急诊手术、溶栓、输血、支架置入、抢救用药等）。处理不及时、不准确会很快导致患者死亡。

5 级：与 AE 相关的死亡。

可以理解为由该 AE 直接或者间接导致的患者死亡。

这里还是举例说明。比如说肺栓塞，在肺癌患者中算是比较常见的一种急症，分为轻、重等不同程度，根据等级的不同，需要采用的处理及治疗方式不同。

1 级肺栓塞：不需要医学干预。例如该血栓栓塞的位置邻近外周肺组织，患者无不适症状，相关的检测值（如凝血常规、血气分析、指尖血氧饱和度等）水平均处于正常范围。临床判断该血栓稳定，可以随着抗肿瘤治疗动态观察。

2 级肺栓塞：需要医学干预。例如该血栓栓塞是新出现的，或血栓位置更靠近大血管分支，与之相关的检验值水平异常，提示低氧血症等，但患者自觉胸闷、憋气、呼吸困难的症状不严重，仅为轻度，或者活动后加重。此时需要予以抗血栓药物治疗，临床上会给予低分子量肝素皮下注射或口服利伐沙班等药物治疗。

3 级肺栓塞：需要紧急医学干预。例如该血栓位于大血管内或其主要分支内，或者患者突然出现肺栓塞症状，或原胸闷、憋气、呼吸困难等症状突然加重，患者生命体征尚平稳，同时伴有相关检验值水平异常。此时需要紧急就诊，当天或次日就需要进行溶栓或者取栓的急诊手术，同时应予以多种抗凝、抗血栓药物联合治疗。并且术后仍需动态监测患者凝血指标等，根据其结果随时调整相关药物治疗方案。

4 级肺栓塞：伴有血流动力学不稳定或神经性障碍的危及生命的后果。这句话的意思就是该血栓栓塞已经造成患者生命体征不平稳，血流动力学不稳定多指血压、心率持续异常，神经性障碍多指意识障碍，如意识丧失（昏迷）、意识模糊、嗜睡等，相应的检验值明显异常，患者往往因为意识障碍难以自述不适症状。此时不仅需要急诊就诊，同时还需要抢救性治疗，在生命体征略平稳的情况下紧急进行取栓或者溶栓治疗。

5 级肺栓塞：由肺栓塞导致的死亡。

5.1.3　CTCAE 的要点

前文所述的"日常生活活动"（activity of daily living，ADL）分为两类：工具性日常生活活动和自理性日常生活活动。前者如上学、上班、洗衣、做饭、买东西、使用电脑、使用电话、理财等，后者如吃饭、睡觉、服用药物、穿衣和脱衣、洗漱、如厕、并未卧床不起等。

CTCAE 中常出现分级冲突。

例如，肌酸激酶检验值水平升高程度为 4 级，但患者无临床表现，像发热、肌肉酸痛、心前区不适等等，结合临床和用药情况综合考虑目前不需要医疗干预，仅需动态观察。那么，此时肌酸激酶升高是按照检验值水平升高的程度划分为 4 级，还是按照临床表现及处理方式划分为 1 级？

其实，按照 CTCAE 还是应该将肌酸激酶升高划分为 4 级，然后注明无须特殊处理。

在 CTCAE 中出现分级冲突时，还是以与该 AE 表现相符的更高等级记录，直白一点说便是"就高不就低"。同一个 AE 有多种表现，只要某个表现符合更高一级的评判标准，就应该纳入更高等级。例如，肺栓塞的患者有可能毫无不适症状，但 CT 影像已经明确看到血栓栓塞在重要大血管中，血液检测值明显异常，但由于患者体质或其他原因，没有出现任何不舒服。此时就不能够按照临床症状划分为 1 级，而应该按照 CT 影像或检测值水平划分为 3 级，需要立刻就医进行诊疗。

5.2　AE、irAE

5.2.1　相关概念

不良事件（AE）是指受试者在接受一种药物后出现的不良医学事件。

这里需要指出，该定义只要求 AE 在药物后出现，明确规定了时间顺序，但是该 AE 与治疗药物并不一定存在因果关系。

目前大部分临床试验非常重视药品的安全性，往往规定在签署知情同意书之后开始记录 AE，而签署知情同意书后并不会立即开始用药，中间会间隔一段时间用于完善相关检查和审核检查结果。那么从签署完知情同意书到开始第 1 天用药的这个时期，虽然患者会出现新的临床症状，检验检查指标会存在异常，但记录的该症状和异常值均与药物无关。

免疫相关不良事件（irAE）是随着 2016 年 PD-1、PD-L1 等免疫检查点抑制剂陆续上市而逐渐推出的新概念。

由免疫检查点抑制剂这类药物的作用机制（即调节体内 T 细胞活性所导致的免疫过度激活）引发机体相应器官出现的相关症状，称为 irAE。

正因为免疫系统遍布全身，且免疫细胞随血液循环到达各个器官，所以免疫检查点抑制剂引起 irAE 反映在相应器官上，引发的症状多种多样，有的极具特征，有的又毫无特征。而且 irAE 还可能同时发生于 2 个或以上器官，其造成的临床表现更具迷惑性且复杂，给临床医生及研究者带来了很大的挑战。而对 irAE 的处理又可以根据 irAE 等级的不同，可能采取从无处理、动态观察到紧急抢救的各种处理方式，且同一个 irAE 也可能会在短期内迅速出现等级变化，需要具有丰富经验的临床医生予以完善应对和处理。

AE、irAE

- AE：临床试验受试者接受一种药物后出现的不良医学事件，但并不一定与治疗有因果关系。
  - AE 是不良的医学事件，即需要判定为"不良的"，而且是"医学事件"。
  - AE 发生在给予试验药物之后，但临床试验中关注广泛的安全性信息，通常在签署知情同意书后即开始收集不良医学事件。
  - AE 不一定与试验药物有关系。
- irAE：调节 T 细胞活性所导致的免疫激活引发的机体免疫相关不良反应，从而引起相应器官的相关症状。

5.2.2　化疗相关 AE

细胞毒类化疗药物已有几十年的历史。临床医生用药经验丰富，因此化疗相关 AE 是非常经典且耳熟能详的。化疗药物导致的 AE 主要集中发生于 7 个系统，分别为消化系统，血液系统，皮肤、黏膜、毛发系统，神经系统，呼吸系统，心血管系统以及其他系统。

第一，消化系统毒性。最常见，主要表现为恶心、呕吐、呃逆、反酸、腹胀、食欲缺乏、早饱、腹泻等。常在使用化疗药物后 2 ~ 3 天出现，持续约 5 ~ 10 天，逐渐自行好转。但 3 级以上呕吐或腹泻需要及时予补液、纠正电解质治疗，否则容易导致脱水及电解质紊乱，甚至休克，严重者可危及生命。

第二，血液系统毒性。主要表现为骨髓抑制。骨髓抑制又可以分为 3 类。

首先是粒系骨髓抑制，主要表现为白细胞计数下降和中性粒细胞减少，白细胞和中性粒细胞也是骨髓抑制中最常累及的细胞。白细胞计数下降及中性粒细胞减少通常发生在使用化疗药物后 3~5 天，持续 3~7 天，可逐渐自行好转。但 3 级以上白细胞计数下降及中性粒细胞减少需要及时予升白治疗，否则容易导致严重感染甚至感染性休克，难以自行恢复。

其次是红系骨髓抑制，主要表现为红细胞计数和血红蛋白下降，又可称为贫血。在晚期恶性肿瘤患者中，由于肿瘤的不断消耗和局部出血（咯血、尿血、便血）等，部分患者长期存在轻度贫血。而化疗药物抑制骨髓造血功能，使原本就存在的轻度贫血雪上加霜。而红细胞的平均寿命为 120 天，因此基于消耗快和生长慢这 2 个特点，纠正贫血需要较长时间，即便使用促红素类药物，血红蛋白恢复也需要 2~3 周甚至更久。而肾癌患者由于肿瘤直接生长在肾脏上，机体促红细胞生成素（EPO）生成减少，导致肾性贫血，同时合并肉眼血尿、长期慢性失血，因此肾癌患者贫血发生率高且症状较重，必要时需要输血治疗。

再次是巨核系骨髓抑制，主要表现为血小板计数下降。尤其是使用吉西他滨及紫杉醇类药物时，血小板计数下降的发生率较高。血小板计数下降出现的时间同白细胞计数下降时间类似，但持续时间更长，甚至达到 10 天以上。轻度血小板计数下降无须处理，但 3 级以上血小板计数下降容易导致出血（如皮下出血、牙龈出血、便血，甚至颅内出血），为了降低上述 AE 发生率，除了予以升血小板药物治疗外，还需必要时输注血小板，以求快速恢复凝血功能，预防出血事件。

第三，皮肤、黏膜、毛发系统毒性。主要表现为皮疹、口腔溃疡和脱发。不同化疗药物引起的皮疹表现并不一样。吉西他滨引起的皮疹以点状皮下出血为主，常累及四肢；培美曲塞诱发的皮疹，单个皮疹面积较大，会融合成片，颜色深红，长期使用培美曲塞会导致色素沉着等；而卡培他滨导致的皮疹更多表现为手足综合征。

虽然正常人也偶尔会出现口腔溃疡，但化疗药物导致的口腔溃疡会比普通口腔溃疡更严重、面积更大、数量更多，疼痛明显，严重者会导致整个口腔疼痛、进食困难，甚至饮水也受影响，3 级以上口腔溃疡则需要营养支持。

脱发是为众人所熟知的化疗所致毒副反应。使用紫杉醇类药物（紫杉醇、多西紫杉醇）以及阿霉素类药物的患者脱发发生率在 70% 以上。虽然脱发不会影响日常生活，但会给患者带来心理压力，因此需要在首次用药前充分告知。

第四，神经系统毒性。主要表现为指端麻木，如手麻、脚麻，患者自觉有手套或袜套感，踩棉花感。这在使用紫杉醇类药物的患者中比较常见。另外，奥沙利铂神经毒性的特殊表现为喉痉挛、喉神经麻痹，且神经毒性程度可受温度影响。

因此需要在用药前告知患者注意保暖，饮用水及漱口用水以温热水为主，避免受凉。而顺铂的神经毒性随着用药周期数增加呈现剂量累积，在用药 4 ~ 6 个周期后可能会出现耳鸣、听力下降等。虽然耳毒性副反应并不常见，但一旦发生就难以恢复，可能会造成长期耳鸣或终生听力下降。严重耳鸣会影响患者睡眠及日常生活，听力下降患者则需要佩戴助听器。

第五，呼吸系统毒性。主要表现以浸润性肺疾病中的肺间质受损为主。患者主诉为发热、胸闷、憋气、呼吸困难，血气分析提示低氧血症。胸 CT 提示小叶间隔增厚、弥漫性或斑片状，单侧或双侧毛玻璃影。常见的导致药物性肺损伤的化疗药物为吉西他滨、紫杉醇、阿霉素类药物、环磷酰胺、奥沙利铂等。

第六，心血管系统毒性。主要表现为心律失常、左室射血分数下降、心力衰竭等。由于阿霉素类药物均会导致此方面毒副反应，且呈剂量累积，随着用药周期数增加，该类毒副反应发生率也逐渐升高。因此尤其需要注意，对既往存在心脏基础疾病的淋巴瘤患者使用阿霉毒素类药物时需格外谨慎，应严密监测其心电图、心脏超声，注意患者相关临床表现是否出现或加重，及时停药对症处理。

第七，其他毒性。主要表现为过敏、发热、全身乏力、嗜睡、倦怠、精神萎靡。几乎所有化疗药物均有可能导致这些非特异性表现，且无针对性治疗药物，需要患者静养休息，自行缓解。但此类特异性表现也可能持续数月。

以上是对常见化疗相关 AE 的简要介绍，一旦出现在使用化疗药物后周期性产生且比较符合化疗毒性谱的 AE，并可以明确与化疗药物使用相关者，即可考虑化疗相关 AE。

常见化疗相关 AE

● 消化系统毒性：恶心、呕吐、呃逆、食欲缺乏、腹胀、早饱、胃灼热、腹泻。

● 血液系统毒性：白细胞计数下降、中性粒细胞减少、血小板计数下降、贫血。

● 皮肤、黏膜、毛发系统毒性：脱发、口腔溃疡、皮疹、掌跖红斑、甲沟炎。

● 神经系统毒性：肢端麻木、喉痉挛、耳鸣、听力下降、头痛、头晕。

● 呼吸系统毒性：化疗相关的肺损伤。

● 心血管系统毒性：化疗相关的心脏毒性（由阿霉素类药物引起）。

● 其他系统毒性：过敏、发热、全身乏力、嗜睡、精神萎靡、体重下降。

5.2.3　irAE

免疫细胞遍布全身，因此 irAE 所累及的系统也遍布全身。其中最常见的 irAE 为皮肤黏膜毒性、内分泌毒性、肝脏毒性、胃肠道毒性、肺毒性、骨骼肌肉毒性及输注反应。

第一，皮肤黏膜毒性。主要表现为免疫相关性皮炎，斑丘疹、瘙痒、白癜风（色素脱失）、银屑病更为常见。斑丘疹可累及颜面部、颈前区、躯干及四肢，按照所累及的皮肤面积及是否伴有瘙痒、水疱、皮肤破溃，可将斑丘疹划分为不同等级，轻度斑丘疹仅需外用含激素软膏局部外擦即可，中重度斑丘疹则需要口服或者静脉输注糖皮质激素治疗。而黑色素瘤患者使用免疫检查点抑制剂容易导致白癜风、银屑病出现或加重。

第二，内分泌毒性。主要表现为甲状腺功能异常（既可以是甲状腺功能亢进，也可以是甲状腺功能减退），甚至免疫相关糖尿病。部分患者会首先出现免疫相关性甲状腺功能亢进，而后在数月内逐渐转变为免疫相关性甲状腺减退，对症治疗从抗甲状腺激素治疗转变为甲状腺激素替代治疗。大多数免疫相关性甲状腺功能异常为 1～2 级，仅需口服药物维持甲状腺功能稳定即可，鲜有患者存在明显不适。

但免疫相关性糖尿病患者往往由于免疫细胞攻击胰岛细胞，体内胰岛素分泌水平不稳定，血糖骤升骤降而出现酮症酸中毒、糖尿病高渗性昏迷、低血糖昏迷等危及生命的情况。因此一旦发现，需要紧急处理。尤其是既往存在糖尿病基础的患者，平素血糖控制不稳定，血糖水平始终高于正常值范围，在使用免疫药物后，血糖水平的大幅度升高或迅速下降均需要给予足够重视。

第三，肝脏毒性。主要表现为转氨酶升高、伴或不伴有胆红素升高。肝癌患者或其他瘤种合并肝转移的患者由于肝脏部位存在肿瘤，本身在用药前就会合并转氨酶及胆红素异常，因此不能用正常值范围界定肝毒性的等级，而是需要以基线作为对照，按照基线值水平计算相应倍数，对应相关等级。在使用免疫检查点抑制剂后，肝脏转氨酶及胆红素水平的变化受肿瘤负荷变化影响，有可能会逐渐恢复正常，但肝脏毒性通常发生在用药后 7 周，因此基线转氨酶水平升高的患者会随着治疗进行出现转氨酶先下降后升高的变化，此时相关影像学提示肝脏病灶控制平稳，较基线期明显好转，但与之对应的转氨酶水平却只升不降，存在矛盾，此时就需高度警惕免疫治疗相关肝脏毒性是否发生。一旦发现，应积极予以糖皮质激素治疗。

第四，胃肠道毒性。主要表现为免疫相关性肠炎。此类毒副反应在消化系统肿瘤患者中更为多见。肠癌患者本身就存在消化系统症状，如腹泻、便血等。因此在免疫治疗期间出现免疫相关性肠炎不易明显察觉，需要临床医生、研究者密切观察患者的排便性状变化。免疫相关性肠炎通常表现为腹泻，大便次数明显增加，呈水样便，伴腹痛，严重者会出现肠黏膜剥脱、失水以及电解质紊乱，进一步导致肠穿孔及休克，危及生命。因此一经诊断或高度怀疑免疫相关性肠炎，需要积极予以补液、纠正电解质紊乱、静脉营养支持、激素冲击、菌群调理、抗感染等一系列的紧急医治。

第五，肺部毒性。主要表现为免疫相关性肺炎，CT 影像上以肺间质改变、出现大面积磨玻璃影为主要特征。肺部毒性在肺癌患者中最常出现，患者常自觉胸闷、干咳、少痰、憋气、气促、活动耐力下降，严重者会呼吸困难、无法行走、生活难以自理等。血气分析提示低氧血症。而本身存在肺部基础疾病（如慢性阻塞性肺病、肺气肿、特发性肺间质纤维化、哮喘、支气管扩张等疾病）的患者在罹患肺癌后使用免疫治疗药物，更容易导致免疫相关性肺炎发生，其发生率远高于没有肺基础疾病的患者。因此，在使用免疫检查点抑制剂前，需要仔细询问患者病史，对于存在基础肺疾病的患者，用药应更为谨慎。

第六，骨骼肌肉的毒性。主要表现为肌肉关节酸痛，生化提示肌酸激酶明显升高。如果患者在用药后进行重体力劳动或大量运动，更容易导致肌酸激酶升高，造成免疫相关性肌痛。因此，需要告知使用免疫检查点抑制剂的患者适量轻度活动，避免剧烈运动。此外，除了单纯肌酸激酶升高外，如果患者自觉肌肉酸痛，还需警惕横纹肌溶解。该症状多出现于活动后，患者自觉肌肉酸痛、全身乏力，以茶色尿液为特征表现，大多累及肾脏，容易导致急性肾功能衰竭和电解质紊乱，诱发恶性心律失常。因此需要在用药患者中加强宣教，一旦自觉肌肉酸痛，除安排肌酸激酶检验外，还需要检查尿液、电解质、肾功能等。

第七，输注反应。

常见 irAE

● 皮肤黏膜毒性：免疫相关性皮炎（斑丘疹、瘙痒、白癜风、银屑病）。

● 内分泌毒性：甲状腺功能异常（甲状腺功能亢进、甲状腺功能减退、糖尿病）。

● 肝脏毒性：免疫相关性肝炎（转氨酶升高、胆红素升高）。

● 胃肠道毒性：免疫相关性肠炎（腹泻、肠黏膜剥脱、肠穿孔）。

● 肺部毒性：免疫相关性肺炎（干咳、胸闷、呼吸困难、低氧血症）。

● 骨骼肌肉毒性：肌酸激酶升高、横纹肌溶解、肌肉疼痛。

● 输注反应。

除常见 irAE 外，还有可能发生罕见 irAE。而这些罕见 irAE 由于发生率极低，因此在临床工作中很少遇到，相关知识及用药等经验欠缺，更容易导致严重不良后果。

第一，心血管毒性。主要表现为免疫相关性心肌炎。患者描述的主要症状为心悸、胸痛、乏力等。检验心肌酶异常，明显高于正常值。心电图呈动态变化。但是需要进行心肌活检，在显微镜下观察心肌细胞受损情况才能最终确诊。但患者免疫相关性心肌炎表现往往不典型，有时仅表现为心肌酶水平升高，心电图并无明显改变，容易被忽视。一旦忽视，再次使用免疫药物后有可能引发重症心肌炎，导致患者迅速死亡。因此，每次用药前对心肌酶进行监测是必不可少的。

第二，血液毒性。主要表现为骨髓抑制。患者停用化疗药物数月后，仍在免疫药物维持治疗过程中，此时出现的难以恢复的骨髓抑制现象需要警惕为免疫相关血液毒性。化疗药物导致的骨髓抑制会随着停用化疗药物而在 1～2 个月内好转痊愈。若患者在停用化疗药物 2～3 个月后甚至在根本没有使用化疗药物的情况下出现贫血、血小板计数下降或白细胞计数下降，需要警惕免疫相关血液毒性，必要时应完成骨髓穿刺活检明确诊断。

第三，肾脏毒性。主要表现为免疫相关性肾炎，以血肌酐升高、尿蛋白阳性以及电解质异常为主要表现。部分化疗药物也会导致肾脏损伤，引起血肌酐升高、尿蛋白阳性，但多数在停用化疗药物后，经对症治疗上述表现会逐渐好转。如果上述表现在停用化疗药物后仍持续存在且进行性加重，需要行肾脏穿刺活检明确是否存在免疫相关性肾炎。尤其在化疗药物与免疫检查点抑制剂联合用药时，由于二者均存在肾毒性，因此给鉴别诊断带来了很大的困难。

第四，神经毒性。在临床中见得少之又少，需要专科行脑脊液、脑电图以及肌电图检查进行甄别，必要时需要行肌肉活检才能明确诊断。

第五，风湿免疫毒性。临床少见。除了需要针对风湿免疫因子进行检测外，还需要停药，选择其他免疫抑制剂及大量激素治疗。

罕见 irAE

- 心血管毒性：免疫相关心肌炎（心肌酶升高、心力衰竭、心电图异常）。
- 血液毒性：白细胞计数下降、血小板计数下降、再生障碍性贫血。
- 肾脏毒性：免疫相关性肾炎（血肌酐升高、尿蛋白阳性、电解质异常）。
- 神经毒性：免疫相关性脑炎（意识障碍、记忆障碍、情感异常、精神错乱）、免疫相关性周围神经炎（肌无力、瘫痪、麻木、吞咽困难）。
- 风湿免疫毒性：免疫相关性关节炎。

5.2.4　化疗相关 AE 与 irAE 的区别

要如何判断 AE 是化疗相关 AE 还是 irAE？尤其目前临床广泛使用化疗联合免疫治疗的方案，患者出现了一些不适症状，究竟如何判断该 AE 是否属于 irAE？

辨别化疗相关 AE 与 irAE 确实不太容易，但还是有基本判断依据可供临床医生参考的。

首先，化疗相关 AE 产生的机制是各种化疗药物进入体内后作用于肿瘤细胞，影响了肿瘤细胞的细胞周期。根据化疗药物作用于细胞周期的具体时期的差别，可以将其分为两类：特异性细胞周期化疗药物和非特异性细胞周期化疗药物。

非特异性细胞周期药物的作用机制是，不管肿瘤细胞处于细胞周期的哪一个时期，该药物均对其有杀伤作用。特异性细胞周期化疗药物的作用机制是，其仅对于处于细胞周期某一个时期的肿瘤细胞进行杀伤，而不影响其他处于别的时期的肿瘤细胞。因此，非特异性细胞周期化疗药物的毒副反应更重，而特异性细胞周期化疗药物的毒副反应较轻。

对于没有临床医学背景的临床研究工作者，理论内容过于深奥就难以理解。其实，大家可以将化疗理解为战场杀敌时"伤敌一千自损八百"的战斗模式。化疗药物多少有点不分"敌我"，见细胞就"作战"，所以由此导致的毒副反应会随着药物剂量提高而加重，并且持续时间会延长，经过及时处理，再次使用化疗药物后毒副反应仍会出现。

而且为了取得更好的抗肿瘤治疗效果，临床上广泛使用双药甚至多药联合化疗的模式。经过联合方案化疗，患者出现的毒副反应要比单药化疗更多、更重，完全恢复需要的时间也越长。随着化疗周期不断累积，在后期治疗时相同的毒副反应会表现得较最初治疗时更严重。

例如化疗引起的上消化道毒副反应、恶心呕吐、食欲下降等，单药化疗引起的恶心呕吐症状要比双药甚至多药联合化疗方案引起的上消化道毒副反应轻一些，持续的时间也较短，恢复更快、更彻底。而使用高致吐化疗方案（比如铂类药物、阿霉素类药物等）的患者在用药后出现恶心呕吐的概率极高，且症状较重，持续时间较长，难以完全恢复。

临床医生对于使用高致吐化疗方案的患者必须给予预防性止吐药物，以缓解用药后上消化道毒副反应。而且随着化疗不断进行，该恶心呕吐症状会越来越重，甚至会持续整个周期，导致延期用药或药物减量，甚至停药。以上就是非常经典的化疗相关 AE 的特点。

irAE 通过激活机体免疫细胞识别和杀伤肿瘤，但其过程中会出现误判或者过度激活，从而导致机体出现一系列的毒副反应。

irAE 一旦出现，在不使用药物治疗的前提下，该毒副反应难以自行恢复。例如最常见的 irAE 为免疫相关性甲状腺功能减退，在使用免疫检查点抑制剂药物 1 ~ 3 个月后，患者就出现促甲状腺激素（TSH）升高、甲状腺激素（T_3、T_4）正常或降低。患者自身常无明显不适。根据甲状腺功能检测可判断为免疫相关性甲状腺功能减退，根据 CTCAE 5.0 可以判定为 1 ~ 2 级，部分患者需要进行口服甲状腺激素替代治疗。

该 AE 不会随着周期数的叠加而愈发严重，但是停用免疫药物后也不会立刻缓解，会持续比较长的时间，口服激素替代治疗只能维持甲状腺功能接近正常。

而较为严重的 irAE（如免疫相关性肺炎、免疫相关性肠炎、免疫相关性肝炎）除了需要继续对症处理外，最重要的是予以停用免疫检查点抑制剂，并加用糖皮质激素药物冲击治疗。

而且这些 AE 一旦发生，通常免疫治疗药物将面临永久停用，不存在减量的情况。这是与化疗药物显著不同的地方。对于化疗药物引发的 4 度骨髓抑制，可以在积极治疗纠正血常规后，在之后的治疗周期中将化疗药物减量，或提前予以预防性升白等处理。

但若免疫检查点抑制剂药物导致 3 级以上 AE，建议永久停用该药物，因为机体从 SAE 中恢复后，再次接受免疫治疗，有极大可能再次发生相同的 SAE，甚至严重程度较前更高，直接危及生命。

因此，从疗效和安全两方面综合考虑，患者出现 3 级以上 irAE 均考虑永久停用免疫检查点抑制剂药物。

表 5-1　化疗相关 AE 与 irAE 的主要区别

项目	发生机制	发生模式	处理方式
化疗相关 AE	机制尚不明确，通常为非特异性的，而在某些情况下是特异的	呈剂量依赖和周期依赖；化疗周期越多毒性越严重且越频繁；呈相加或协同性：联合多种不同化疗药物毒性更严重	通常在停药后可恢复
irAE	与药物作用机制有关，激活的免疫系统不仅作用于肿瘤，还作用于身体其他组织	呈剂量依赖性，但非周期依赖性；在治疗 1 或 2 个周期时就可能出现毒性反应	可能需要停药，并治疗毒性

前文从药理学作用机制方面简略阐明了细胞毒类化疗药物导致的 AE 与 irAE 的区别。

随着近些年临床上广泛地使用 PD-1/PD-L1 甚至 CTLA-4、TIGT、LAG-3 等免疫检查点抑制剂，临床医生逐渐累积经验，总结了 irAE 的 7 个特点。

第一，irAE 发生率明显低于 AE 发生率。例如，化疗导致的上消化道不良反应以及骨髓抑制的发生率高达 70% ~ 90%；EGFR-TKI 类靶向药物（如奥希替尼、阿美替尼等）导致的皮疹、腹泻的发生率接近 40% ~ 50%；MET 抑制剂、ALK 抑制剂类靶向药物引发水肿的发生率也可高达 40% ~ 50%。而所有 irAE 的总体发生率也就在 10% ~ 20% 范围内波动，至于单独某个具体的 irAE 发生率（例如免疫相关性甲状腺功能减退的发生率）仅有 5% ~ 8% 左右。

表 5-2　meta 分析：PD-1/PD-L1 抑制剂与化疗引发各种 AE 的风险对比

项目	RR（95%CI）	与化疗相比，PD-1/PD-L1 抑制剂引发 AE 的风险
致停药的 irAE	0.42（0.35 ~ 0.51）	降低 58%
3 ~ 5 级 irAE	0.39（0.26 ~ 0.58）	降低 61%
任何级别 irAE	0.48（0.44 ~ 0.46）	降低 52%

　　第二，由于免疫检查点抑制剂药物进入体内后需要经历激活免疫细胞、识别和杀伤肿瘤细胞的过程。

　　因此，与传统化疗以及靶向治疗相比较，irAE 发生的时间较晚。通常，irAE 发生在首次给药 6 周以后，甚至 3 个月以后，这与化疗及靶向治疗用药后 3 ~ 5 天即可出现 AE 明显不同。

　　更有甚者，少部分 irAE 可以在免疫药物治疗后 6 个月甚至更久以后出现。而且，与 AE 经过药物对症处理可以迅速缓解好转不同，irAE 经过及时积极治疗仍会持续较长时间，恢复慢，持续时间长。化疗及靶向药物导致 AE 可以按天计算，但是 irAE 的缓解转归则需要按月计算。

　　除了出现时间及持续时间方面不同外，化疗导致的 AE 多呈周期性。在每次给药后短期内出现，逐渐加重，然后经过观察或药物对症处理又逐渐缓解。下次给药后再次出现，经历相同、相似的过程后再次好转。循环往复，周而复始，与给药时间明确相关。而靶向药物导致的 AE 多呈持续性，经过 3 ~ 5 个月的时间逐渐耐受好转。例如 EGFR-TKI 类药物导致的皮疹与腹泻，多数患者在首次服药后 1 ~ 3 周出现，局部外用或口服药物对症缓解，但症状会持续一段时间，约为 2 ~ 3 个月，后患者逐渐耐受，皮疹与腹泻慢慢好转，最终无须再用药物处理。

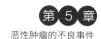

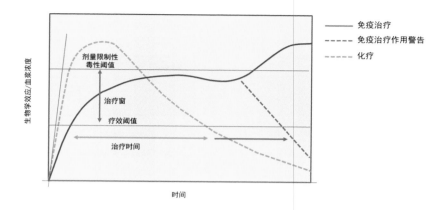

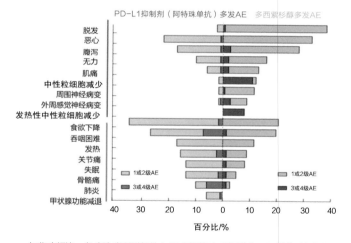

- 与化疗相比，免疫治疗所引起的 irAE 可能存在延迟发作，且持续时间较长。

- 免疫检查点抑制剂与化疗的毒副反应谱不同。

图 5-1　延迟发作及毒副反应谱

第三，不同的免疫检查点抑制剂毒性谱不一样。其实相同的免疫检查点抑制剂中，不同厂家生产的药品也会有所区别。例如，同样是 PD-1 免疫检查点抑制剂，卡瑞利珠单抗与信迪利单抗在引发毒副反应方面就不尽相同：前者在皮肤、毛细血管瘤方面的毒副反应发生率明显高于后者，而后者在甲状腺功能异常方面的毒副反应发生率高于前者。

而不同的免疫检查点抑制剂比如 CTL-4 与 PD-1 免疫检查点抑制剂，其毒性谱则完全不一样：前者在免疫相关性肠炎、免疫相关垂体炎、免疫相关皮肤毒性方面的毒副反应发生率明显高于后者，而后者在免疫相关性肺炎、免疫相关性甲状腺功能异常、免疫相关肌肉关节毒性等方面的毒副反应发生率明显高于前者。

第四，不同 irAE 发生时间不同，在不同系统缓解的时间也不同，大部分可逆。

大部分 irAE 发生的时间为首次免疫治疗后 6 ~ 10 周。比如免疫相关性皮肤毒性出现时间大约为首次免疫治疗后 5 周，胃肠道毒性出现时间约为首次免疫治疗后 7.3 周，免疫相关肺炎出现时间为首次免疫治疗后 8.9 周，内分泌系统毒性出现时间为首次免疫治疗后 10.4 周。而同一个免疫检查点抑制剂引发的不同 irAE 其恢复缓解时间也不同。例如：免疫相关皮肤毒性需要约 18 周才能恢复；内分泌系统毒性恢复则需要更久的时间，约为 28 周；免疫相关性肺炎恢复需要的时间却短很多，约为 6 周；免疫相关性肝炎恢复时间最短，约 3 周。

不过，正由于 irAE 有可能会在用药后很久才出现，因此对已经停用免疫检查点抑制剂治疗的患者仍应持续随访，密切关注其新出现的各种不适症状，必要时加做相关检查检验，有可能会发生停药后的 irAE，一旦出现停药后的 irAE 也需要及时准确地处理。

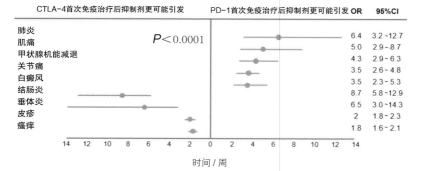

图 5-2　CTLA-4 与 PD-1 抑制剂毒性谱

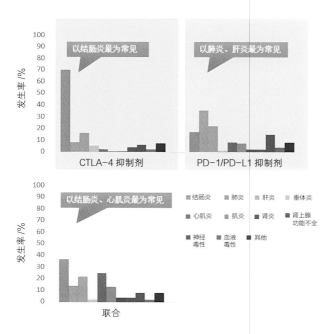

图 5-3　不同免疫检查点抑制剂的致死性 irAEs 毒性谱

纳武单抗（n=474）

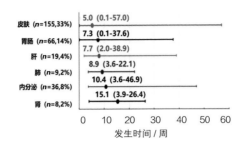

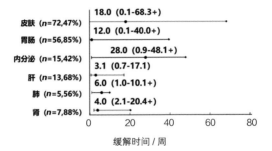

- 大部分 irAEs 都发生在免疫治疗初始治疗后 6 ~ 10 周。
- 纳武单抗引发的胃肠和肝脏不良反应缓解时间较短，内分泌系统不良反应缓解较慢。
- 即使停用免疫治疗，停用后相当长一段时间内仍要将 irAE 作为鉴别诊断的要点之一。

图 5-4　irAE 发生与缓解时间

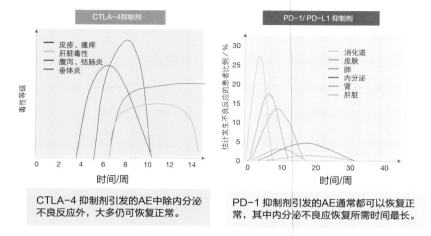

图 5-5　CTLA-4 与 PD-1 抑制剂引发的 AE 恢复情况

第五，不同免疫检查点抑制剂的 irAE 发生模式不同。

例如 CTLA-4 免疫检查点抑制剂的毒性反应发生率呈明显的剂量依赖性，使用的药物剂量最大，其毒性发生率越高，在 10 mg/kg 剂量水平其 3 ~ 4 级 AE 发生率可高达 25.3%。但是 PD-1/PD-L1 免疫检查点抑制剂的毒性反应发生率与药物剂量并无明显关系。在 2 mg/kg 剂量水平其 3 ~ 4 级 AE 发生率为 1%，而在 10 mg/kg 剂量水平，其 2 ~ 4 级 AE 发生率为 2%，没有明显升高的趋势。

第六，不同类型肿瘤的 irAE 毒性谱不同。在不同瘤种中使用同一个免疫检查点抑制剂，所造成的 irAE 毒性谱并不相同。但是如果在不同瘤种中使用同一个化疗药物，其所造成的 AE 则基本相同。

例如，同一 PD-1 免疫检查点抑制剂用于治疗黑色素瘤、非小细胞肺癌和肾细胞癌，irAE 的发生情况不尽相同。非小细胞肺癌患者在免疫相关性肺炎发生率比黑色素瘤患者更高，而消化道不良反

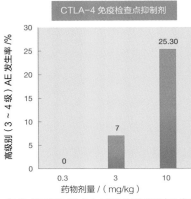

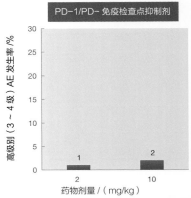

在 12 个国家的 66 个中心进行了随机双盲 II 期研究。217 例先前治疗过的 3 期（不可切除）或 4 期黑色素瘤患者被随机分配使用 10 mg/kg（n = 73）、3 mg/kg（(n = 72) 或 0.3 mg/kg（n = 72) 的伊匹单抗，旨在确定伊匹单抗在晚期黑色素瘤患者中的抗肿瘤作用。

一项开放标签的国际、多中心 I 期研究比较了派姆单抗每 3 周 2 mg/kg 和 10 mg/kg 剂量对派姆单抗难治性晚期黑色素瘤患者的疗效和安全性。

图 5-6　CTLA-4 与 PD-1/PD-L1 免疫检查点抑制剂毒性反应与剂量的关系

应和皮肤毒性发生率则比黑色素瘤患者更低。而肾细胞癌患者使用 PD－1 免疫检查点抑制剂后，其关节痛、甲状腺功能减退的发生率比黑色素瘤患者更低。

　　第七，不同免疫检查点抑制剂联合使用，AE 叠加，出现时间更早，持续时间更长。根据几项临床研究数据，联合使用 2 种免疫检查点抑制剂的患者 3 级以上 AE 发生率较单药治疗患者明显升高（图 5-8），且 SAE 发生的时间会提前。

　　例如，PD－1 免疫检查点抑制剂单药治疗时致死性 irAE 发生时间为 40 天，而 CTLA－4 免疫检查点抑制剂单药治疗时致死性 irAE 发生时间也为 40 天，但二者联合治疗时，致死性 irAE 发生时间仅为 14.5 天（图 5-9）。

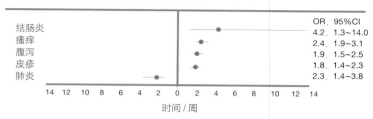

更可能在非小细胞肺癌中发生　　　更可能在黑色素瘤中发生

	OR, 95%CI
结肠炎	4.2, 1.3~14.0
瘙痒	2.4, 1.9~3.1
腹泻	1.9, 1.5~2.5
皮疹	1.8, 1.4~2.3
肺炎	2.3, 1.4~3.8

时间 / 周

瘙痒、腹泻、皮疹、肺炎: $P < 0.0001$
结肠炎: $P < 0.001$

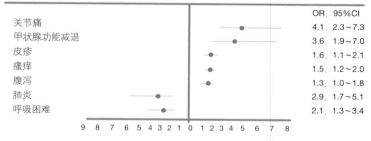

更可能在肾细胞癌中发生　　　　更可能在黑色素瘤中发生

	OR, 95%CI
关节痛	4.1, 2.3~7.3
甲状腺功能减退	3.6, 1.9~7.0
皮疹	1.6, 1.1~2.1
瘙痒	1.5, 1.2~2.0
腹泻	1.3, 1.0~1.8
肺炎	2.9, 1.7~5.1
呼吸困难	2.1, 1.3~3.4

时间 / 周

关节痛、甲状腺功能减退、肺炎: $P < 0.0001$
皮疹、瘙痒、腹泻、呼吸困难: $P < 0.001$

该研究对比了三大瘤种 [黑色素瘤 ($n = 2\,048$)、非小细胞肺癌 ($n = 1\,030$)、肾癌 ($n = 573$)] 患者使用 PD-1 免疫检查点抑制剂后的 irAEs 发生率。

- 非小细胞肺癌患者肺炎发生可能性比黑色素瘤患者更低，消化道和皮肤毒性发生可能性比黑色素瘤患者更高。

- 肾癌患者发生关节痛和甲状腺功能减退的率可能性比黑色素瘤患者更低，而常发生肺炎和呼吸困难。

图 5-7　不同类型肿瘤的 irAE 毒性谱

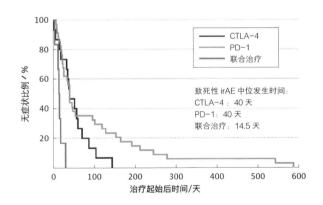

3~5 级 AE	联合治疗		单药治疗		权重 / %	RR (95%CI)	
项目	事件数	总数	事件数	总数			
Checkmate – 069	54	94	9	46	5	2.94 (1.59 ~ 5.41)	
Checkmate – 067 Combi vs ipi	172	313	86	311	57	1.99 (1.62 ~ 2.44)	
Checkmate – 067 Combi vs nivo	172	313	52	313	35	3.31 (2.53 ~ 4.32)	
合计	396	720	147	670	100	2.52 (2.15 ~ 2.95)	

图 5-8 不同免疫检查点抑制剂联合治疗，3~5 级 AE 较单药治疗增加

图 5-9 不同免疫检查点抑制剂联合治疗，致死性 irAE 发生时间提前

116

5.2.5 化疗相关 AE 与 irAE 的鉴别

5.2.5.1 鉴别要点

第一，依据发生率高低，判断导致此类 AE 出现的最常见的药物是哪一类。在导致血液毒性的药物中，化疗药物更常见，而免疫药物罕见。反之，在导致肺毒性的药物中，免疫药物较化疗药物更为常见。

第二，依据 AE 出现的时间进行判断。化疗相关 AE 常在给药后 2 周内出现，而 irAE 常常在给药 6 周甚至更久以后出现。

第三，根据 AE 的类型进行判断。例如免疫药物导致的内分泌毒性是化疗药物无法导致的，因此一旦出现即可判断为 irAE。

第四，根据 AE 是否可以自行好转进行判断。化疗相关 AE 会随着停用化疗药物逐渐缓解 / 好转；而 irAE 及使经过对症治疗，也需要数周、数月才能恢复，如果没有药物干预可能会持续更久。

第五，根据对症用药后疗效反推判断。例如用药后出现转氨酶水平升高，对症给予保肝治疗后，转氨酶水平没有明显变化，再度给予糖皮质激素治疗数天后，复查转氨酶水平明显下降甚至恢复正常。那么在常规保肝治疗后 AE 没有好转，考虑不是化疗药物导致的肝损伤，加用激素后治疗效果非常明显，因此考虑为免疫相关性肝炎。

化疗相关 AE 与 irAE 的鉴别要点

- 常见＞罕见：血液毒性（化疗相关 AE 常见，irAE 罕见），肺毒性（irAE 常见，化疗相关 AE 罕见）。
- 出现时间：化疗相关 AE 出现较快（给药 2 周之内），irAE

出现较慢（给药 4 周以后）。

- AE 类型：irAE 中包括独特的内分泌系统毒性、神经系统毒性、骨骼肌肉毒性、心脏毒性。

- 可否自行好转：化疗相关 AE 多数可自行好转 / 缓解，irAE 常不可自行逆转。

- 治疗用药：用治疗 AE 的疗效反推 AE 类型，irAE 用激素治疗效果明显。

5.2.5.2 鉴别难点

通过上述方法，仅可对大部分或者具有经典表现的 AE 予以区分。部分 AE 由于其特殊性，仍然存在鉴别难点。

第一，症状相似。在化疗联合免疫治疗过程中，由于二者同时给药，均会导致皮疹、肝损伤、肺损伤、肾损伤、腹泻、发热、过敏等毒副反应。因此一旦出现类似情况，仅依据症状难以鉴别到底是由化疗药物还是免疫治疗药物导致的。且在 3 级以上 AE 出现时，应首先以对症治疗、缓解症状为主要任务。

第二，出现时间。虽然化疗相关 AE 出现时间多较早，而 irAE 出现时间多较晚，但这仅是根据大宗数据分析的结果，仅代表大多数情况，而具体到每例患者，其实并无绝对性可言。免疫检查点抑制剂导致的 AE 也会发生在首次用药后 72 小时之内。

举个实例：大约在 2018 年，PD－1 免疫检查点抑制剂刚刚在国内上市，临床尚未广泛使用。有一个肺癌患者在周四接受 C1D1 给药，周末出现明显喘憋、气促、呼吸困难、指尖血氧下降的症状，即使值班医生予以吸氧、雾化、兴奋呼吸、抗感染等对症治疗，患者还是在周一夜间过世。后续查看胸部 CT 提示免疫相关性肺炎，仔细计算时间，从用药到出现症状仅 48 小时，到离世仅 4 天。

第三，持续时间。在化疗药物联合免疫治疗过程中，由患者自身体质原因导致的全身乏力、食欲下降、轻度贫血、精神萎靡等非特异性症状往往持续很久，且症状没有明显缓解或加重的变化趋势，而其严重程度又不足以停止用药。因此随着用药周期数的增加，上述症状持续存在且没有好转/加重，无法判断其究竟与哪类药物相关。

第四，严重程度。化疗药物及免疫药物均可能导致轻度和重度 AE。虽然两类药物所导致的轻度和重度 AE 发生率各不相同，但是具体到某一位患者身上，则难以通过 AE 的严重程度来鉴别其究竟为哪类药物所致，有可能是两类药物共同导致，也有可能为其中之一所致。

化疗相关 AE 与 irAE 的鉴别难点

- 症状相似：皮疹、肝损伤、肺损伤、肾损伤、神经受损、腹泻、过敏、发热。
- 出现时间：有重叠出现的时间段（存在第 2 个周期化疗之后出现且速发的 irAE）。
- 持续时间：两类药物可能均在持续使用中。
- 症状轻微：无须治疗用药。
- 症状严重：患者迅速过世。

5.2.6　AE 记录

AE 记录要点

第一，名称。AE 的记录名称以医学术语、医学诊断为主，并不是患者自述症状的描述。例如：患者自诉"全身没劲"，应该记录为全身乏力；患者自诉"烧心"，应该记录为反酸；患者自述"心慌"，应记录为心悸或心律失常。

第二，起止时间。但是有时候患者自己记不清楚，导致不能够准确提供具体时间节点。例如在收集高血压、糖尿病这些慢性疾病病史时，往往患者已经患病数十年，让其追忆具体发生时间也确实困难，因此在收集并记录时需要记录为"NA"（指回答人拒绝回答）或仅精确到具体年。

此外，在临床工作中，AE 的起始时间是以患者症状开始的时间为准，还是以该 AE 明确诊断的时间为准？目前，达成共识的还是以症状开始的时间作为记录的起始时间，因为症状出现与明确诊断之间存在一定时间差，而这个时间段内患者是存在该 AE 的，只不过等待了一段时间才明确诊断而已。

第三，CTCAE 等级。只要记录 AE 就需要根据其轻重程度参照CTCAE 5.0 进行分级。

第四，AE 相关检验、检查数据。大部分 AE 是有实验室指标、影像学检查以及其他检查数据予以证实的。那么对于该类 AE，诊断依据的数据（例如高血压的具体血压数值、贫血的血红蛋白水平、肝炎的转氨酶及胆红素水平、胸腔积液的超声或 CT 影像学表现等）应当详细记录。

第五，治疗用药。即针对该 AE 是否予以药物用于治疗或缓解症状。药品名称、用法、用量、频次、起止时间、用药的目的等均需要记录；同时随着 AE 好转或加重变化，相同药物的给药次数或单次给药剂量有无调整、有无减停或加用、联用其他药物，需要一同记录。

第六，AE 转归。无论 AE 轻重程度、是否予以治疗，AE 一旦记录，均需要随访其转归状态。尤其是 AE 等级的变化，每个等级起止时间需要记录明确。有些 1 ~ 2 级的 AE 由于患者无症状，也没有使用药物干预，容易被忽视，记着记着就忘了，AE 莫名其妙地就消失了。

因此，需要强调每条 AE 都要有始有终，就算在一段时间内其等级无变化，也仍需记录。

第七，相关性评判。每条 AE 除了记录上述要点外，还需要记录研究者判断的药物相关性。而 AE 与试验药物相关性评判会在 5.3.5 节中详述，这里不做过多介绍。总体来说，是尽量在保持前后一致的基础上具体问题具体分析。

5.3　SAE

5.3.1　相关概念

严重不良事件（serious adverse events，SAE）是指受试者接受试验药物后出现死亡、危及生命、永久或者严重残疾或功能丧失、需要住院治疗或者延长住院时间，以及先天性异常或出生缺陷的不良医学事件。而恶性肿瘤治疗过程不涉及先天性异常或出生缺陷的概念，因此主要是指试验药物引起的严重不良医学事件，一般 3 级以上的 AE 多视为 SAE。

随着临床试验相关法律规定的更新、调整，近年又引进了可疑且非预期严重不良反应（suspicious and unexpected serious adverse reactions，SUSAR）的概念。SUSAR 定义为临床表现的性质和严重程度超出了试验药物研究者手册、已上市药品说明书或者产品特性摘要等已有资料信息的可疑且非预期的严重不良反应。

SUSAR 与 SAE 的不同点：

第一个关键点是可疑相关。考虑 SUSAR 的前提条件是与药物可能相关，如果说有个 SAE，但是考虑和药物没关系，那么则不需要上报 SUSAR，例如肿瘤治疗期间，患者所乘坐的交通工具意外车祸导致患者死亡，这种明确和药物无关的事件就不需要上报 SUSAR 了。

第二个关键点是非预期。如果在预期范围内出现 SAE 也不需要上报 SUSAR。例如化疗药物所致的严重骨髓抑制或者脱发等是药品已知的毒副反应，在临床医生预期判断范围内，因此也不需要上报 SUSAR。

只有同时符合与药物可能相关且不在预期和已知资料信息范围内的 SAE 才需要上报 SUSAR。

5.3.2 SAE 相关资料收集

在 SAE 刚出现的时候，由于患者刚刚入院开始医治，家属也比较慌乱，因此一开始相关资料收集得非常有限。但即使根据有限的资料也需要及时上报，然后备注"更多、更详尽资料有待后续收集上报"。

等待患者逐渐进入治疗期，病情逐渐平稳、SAE 好转后，需要向家属收集哪方面资料呢？

第一，复印住院或急诊病历是最直接的。因为病历文书上会明确记录诊断名称、药物治疗详情、相关症状的转归过程。

第二，全部的化验单及检查报告。病历文书是临床医生主观书写的，而检查、检验报告是客观证据和数据，不仅可以证实相关诊断，指导用药，反映疗效，还可以反映 AE 及 SAE 具体等级及其变化。对于检查报告存疑的情况，可以要求患者家属将影像学资料刻盘或带着胶片进行会诊。

第三，长期／临时医嘱单、药品处方。SAE 需要患者住院治疗或者急诊就诊，因此存在合并用药可能。合并用药的情况需要依照医嘱单及药品处方如实记录。

如果实在无法收集患者医嘱单，至少应该收集结算费用清单。费用清单也会记录每种药品的实际使用量，但不会记录具体使用方法，因此费用清单仅仅起辅助佐证的作用。一些特殊药品尚未进入医院药房，需要患者家属到指定药店购买，因此同样需要收集外购药品处方。

第四，出入院记录或疾病诊断书。如果患者及其家属确实因为某些原因无法收集上述几种资料用于 SAE 翔实记录，退而求其次，患者的入院记录、出院记录或者急诊留观记录、疾病诊断书也可以作为 SAE 记录依据，但由于文书要求的限制，此类文书不可能翔实反映具体使用每一种药品的详情，因此容易给 SAE 的记录带来困扰。

SAE 相关资料收集
- 复印住院 / 急诊病历（整本）。
- 全部化验单及检查报告。
- 长期 / 临时医嘱单、费用清单。
- 入院记录 + 出院记录 + 疾病诊断书。

5.3.3　SAE 记录

SAE 记录要素和 AE 记录要素基本相同。但这里需要另做说明的是：若导致 SAE 发生的原因与疾病进展相关，而与试验药物不相关，该 SAE 可以不报。例如，肺癌脑转移患者在临床试验过程中由于耐药出现疾病进展，脑转移灶迅速增大，压迫重要功能区，导致患者意识丧失、昏迷，甚至死亡，这属于 SAE 的范畴，但其发生原因与药物无关，与疾病进展有关。

另外 SAE 并不单一。怎样拆分 SAE 呢？

通常某单一 SAE 发生，随着时间的推移和病情的演变会引发其他 AE 或 SAE。例如，伊立替康引发的 4 度骨髓抑制合并 3 级腹泻，起初患者只表现出血常规变化和腹泻症状，但随着病情演变，逐渐出现脱水、电解质紊乱、代谢性酸中毒、感染性休克等一系列症状。那么在记录 SAE 的时候是仅记录骨髓抑制和腹泻的情况，还是需要将后续出现的疾病均单独记录呢？为了更好地反映 SAE 的发生、演变和转归情况，需要将每个 SAE 单独记录，并同时详尽记录合并用药用于治疗哪个 SAE，以及每个 SAE 的转归情况，不可一概而论。

SAE 记录要素

- 起止时间。
- CTCAE 等级：≥ 3 级。
- 相关检验 / 检查：名称、时间点、结果（异常指标 + 正常值范围）。
- 治疗用药：名称、剂量、给药途径、频次、药物起止时间、用药目的。
- SAE 转归：CTCAE 等级变化，转归情况。
- 相关性评判。

5.3.4 SAE 记录疑难点

具体落实到每个 SAE，相信每个临床研究工作者都有自己的困惑。下面就举几个具体实例详细分析一下。

第一个例子：患者 A、B、C 均出现呕吐导致住院的 SAE，呕吐 3 级。

患者 A 经过系统检查，诊断为急性胃肠炎，血生化提示低钠血症、低钾血症。经抗感染、补液、纠正电解质治疗后好转出院，考虑可能与药物无关，而是由患者不洁饮食造成的。

此条 SAE 应记录为"呕吐 3 级，药物可能无关。低钠血症 3 级，药物可能无关。低钾血症 3 级，药物可能无关"。

患者 B 经过系统检查，诊断为脑转移、脑水肿，血生化提示低钠血症、低钾血症、低镁血症。经过脱水降颅压、静脉营养支持同时紧急行脑放疗，患者好转出院，考虑为肿瘤进展所致。

此条 SAE 应记录为"呕吐 3 级，药物可能无关。低钠血症 3 级，药物可能无关。低钾血症 3 级，药物可能无关。低镁血症 3 级，药物可能无关。脑水肿 3 级，药物可能无关"。

患者 C 经过系统检查，诊断为幽门梗阻，血生化提示低钠血症、低钾血症，血气分析提示代谢性碱中毒。经过手术切除、静脉营养支持、纠正电解质治疗好转出院，考虑为疾病进展所致。

此条 SAE 应该记录为"呕吐 3 级，药物可能无关。低钠血症 3 级，药物可能无关。低钾血症 3 级，药物可能无关。代谢性碱中毒 3 级，药物可能无关。幽门梗阻 3 级，药物可能无关"。

第二个例子：同一次住院出现 2 个以上 SAE，比如因为呼吸困难入院治疗，经过检查发现同时存在大量胸腔积液和肺部感染，分别予以引流胸腔积液和抗感染治疗后好转出院。

此时 SAE 需要记录为"呼吸困难 3 级，胸腔积液 3 级，肺部感染 3 级"。

这就如前文所述要将 SAE 拆分、细化，将具体每个 SAE 的级别和转归都记录下来。

第三个例子：同一个患者先后发生相同的 SAE，反复因该 SAE 入院治疗，导致该 SAE 的原因不一定相同，处理该 SAE 的方式也不同。

例如：食管癌患者初诊时出现进食哽噎、营养不良，这是肿瘤本身导致的症状，对症予以静脉营养支持等治疗后，该症状较前好转。后续患者接受了手术切除治疗，由于术后吻合口组织增生，患者再次出现进食困难、营养不良的状况，对症予以食道支架治疗后，患者全身营养状况再次出现好转。随后患者接受了局部放疗，由于放疗引起了放射性食道炎，患者出现吞咽疼痛，进食、水困难，第三次出现营养不良的情况，再次予以黏膜保护等治疗后，患者症状好转，营养逐渐恢复。

由此过程，我们可以看到患者先后三次出现营养不良的 SAE，但是导致 SAE 的原因以及处理 SAE 的方式完全不同。

又例如：肺癌患者以胸闷、憋气、咳嗽起病，就诊后诊断为晚期肺癌。此时的胸闷、咳嗽症状考虑为肿瘤所致，给予 EGFR－TKI 靶向药物治疗后患者上述症状较前明显好转，但数月后再次出现憋气、干咳的症状，胸 CT 影像提示靶向药物所致肺损伤，立即予以停用靶向药物、糖皮质激素冲击治疗后，患者肺损伤症状明显好转。后因肿瘤进展，患者接受全身化疗，但效果欠佳，患者逐渐出现胸腔积液，再度出现胸闷、气促、咳嗽的临床表现，紧急予以胸腔积液穿刺引流后，症状得以迅速缓解。

由此过程，我们可以看到患者先后三次出现胸闷、憋气、咳嗽的症状，分别由肿瘤本身、药物毒副反应及疾病进展所致，处理方式也截然不同。

上述两个例子中，同一个 SAE 由不同原因导致，从而予以不同的处理。

而对于相同原因导致的同一个 SAE，处理就比较简单了。例如，达拉非尼＋曲美替尼联合靶向治疗 *BRAF* V600E 突变的晚期肺癌患者，反复发热就是非常常见的 SAE。尤其在新冠肺炎疫情防控期间，只要患者发热就要急诊入观察室，行一系列检查以除外新冠肺炎等感染因素，对症治疗后患者好转出院。但恢复靶向治疗后，患者再次出现发热症状，按相同的流程再进行治疗。

上述情况就只能把每次发热的 SAE 都记录下来，逐一上报，不能合并。

5.3.5　AE 与试验药物相关性评判

进行 AE 与试验药物相关性评判主要遵循两条基本原则：根据逻辑关系判断及根据医学关系判断。

根据逻辑关系判断：主要是指根据时间先后关系判断相关性。在使用试验药物前出现的 AE 考虑与药物肯定无关；在使用试验药物后出现的 AE 在逻辑上均可以判为与药物可能有关；在停用试验药物后，超过 5 个药物半衰期或明确药物在体内已代谢完之后发生的 AE 在逻辑上也可判为与药物肯定无关。

根据医学关系判断：主要是指根据药物作用机制和现有已知资料数据判断相关性。可根据以下几点评判 AE 与试验药物相关性：

1. 所出现的症状、体征是否可由此药物本身作用机制或代谢成分作用引起。如化疗药物引起脱发、消化道反应等。

2. 在试验药物予以减量或停药后，症状 / 体征是否减轻或好转。如化疗药物引起的骨髓抑制、恶心呕吐，靶向药物引起的水肿、皮疹、腹泻、肝功能损伤等在相应药物停用或减量后缓解或减轻。

3. 再次使用试验药物后，症状 / 体征是否再次出现或加重。如化疗毒副反应随化疗周期规律出现。

4. 类似症状 / 体征是否已有国内外文献报道。

5. 能否用患者已知的伴随疾病或其他原因解释。如患者存在糖尿病，化疗期间出现血糖水平升高、控制不稳定，首先考虑与基础疾病相关，在调整降糖药治疗后，血糖水平恢复正常，可除外与试验药物相关。但该患者在使用免疫检查点抑制剂期间出现酮症酸中毒，予以抢救后好转出院，则需要考虑与免疫药物相关。

判断因果关系有多种可用的方法。根据我国《个例药品不良反应收集和报告指导原则》，AE 与试验药物相关性评价分为肯定、很可能、可能、可能无关、待评价、无法评价 6 级。该指导原则是为规范药品上市后个例不良反应的收集和报告而颁布的，新药临床试验中采用该指导原则可能存在一定局限性，故此处仅供参考，标准如表 5-3 所示。

表 5-3　AE 与试验药物相关性评价表

关联性评价	时间相关性	是否已知	去激发	再激发	其他解释
肯定	+	+	+	+	−
很可能	+	+	+	？	−
可能	+	±	± ？	？	± ？
可能无关	−		± ？	？	± ？
待评价	需要补充材料才能评价				
无法评价	评价的必需资料无法获得				

注："+"表示肯定或阳性，"−"表示否定或阴性，"±"表示难以判断，"？"表示不明。
时间相关性：用药与 AE 的出现有无合理的时间关系。
是否已知：AE 是否属于该药已知的 AE 类型。
去激发：停药或减量后，AE 是否消失或减轻。
再激发：再次使用可疑药品是否再次出现同样的 AE。
其他解释：AE 是否可用并用药品的作用、患者病情的进展、其他治疗的影响来解释。

根据以上评判原则和标准，即可明确 AE 与试验药物相关性。根据评判的原则，可疑即报。即逻辑学上的除肯定无关外，其他关系均可视为有关。

如果不能完全对应其中某条可能性，建议采用保守原则，也称为"不利于新药原则"，即如果判断结果介于很可能相关与可能相关之间，应判为很可能相关，按更高可能性判断。

在信息不足的情况下，也应评估为可能相关，以最大程度保护受试者安全。

5.3.6 AE 与试验药物相关性评判结果的表示方法（几分法）

目前临床试验中，AE 与试验药物相关性评判结果常用七分法、六分法、五分法和二分法表示。

而"无法判断 / 评价"仅适用于客观证据或数据无法获得或需进一步完善，研究者不足以判断其因果关系时。

在能够提供医学资料和数据的情况下，研究者应对每条 AE 均做出明确的相关性判断。

由于治疗过程中，相同 AE 经常反复出现，那么其与药物相关性的评判结果的表示方法应尽量保持前后一致。

但是，需要注意的是当某个 AE 的检验值水平突然较前明显升高或下降，虽然此 AE 名称保持不变，但其与试验药物相关性评判的结果就不一定与之前相同了。

例如，肿瘤患者在发现恶性肿瘤之后，签署知情同意书后又诊断了糖尿病，在抗肿瘤治疗过程中血糖控制一直欠佳，空腹及餐后血糖均略高于正常值，此时血糖升高作为 AE 持续记录，考虑与药物无关，合并使用胰岛素治疗，但是在使用免疫药物后患者血糖骤升，合并发生酮症酸中毒，经急诊抢救后血糖控制良好，好转出院。

此时血糖升高作为 SAE 记录，就应考虑其与免疫药物很可能相关，应予以停药。

AE 与试验药物相关性评判结果的表示方法（几分法）

- 七分法：肯定、很可能、可能、可疑、不相关、待评价、无法评价 / 判断。
- 六分法：肯定、很可能、可能、可疑、待评价、无法评价 / 判断。
- 五分法：肯定相关、很可能相关、可能相关、可能无关、不相关。
- 二分法：相关、不相关。

注意:"无法评价 / 判断"仅在因客观原因无法获得进一步信息，不足以判断因果关系时才可选择。

5.4 CS、NCS

CS（clinical significance）即有临床意义，是指检查 / 检验数值和正常标准值存在差异，对临床疾病的诊断具有一定的参考价值，根据具体检查 / 检验值水平可将 CS 分为 1 ~ 4 度。

NCS（non-clinical significance）为无临床意义，是指检查 / 检验数值异常可能由生理性变化或正常情况下出现的变化导致，对诊断疾病没有价值，不能作为判断依据，往往会建议患者定期复查、动态检测。例如，女性患者生理期正常的阴道出血会对尿液标本造成污染，导致尿常规提示镜检红细胞阳性。那么此时明确患者处于生理期，尿潜血阳性、镜检红细胞增多就可以判为 NCS。

或者某个检测值水平略高于正常，同时患者无任何不适，其他检查 / 检验均客观证实并无相关 AE 发生。例如，单一低密度脂蛋

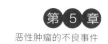

白升高，但总胆固醇、甘油三酯、高密度脂蛋白、载脂蛋白等均处于正常水平，则可以判为 NCS，不考虑患者存在脂代谢方面的疾病或 AE。

CS、NCS 的定义

● CS：指检查数值和正常标准值有差异，对临床疾病的诊断具有一定的参考价值。

● NCS：检查数值异常可能由生理性变化或正常情况下出现的变化导致，对诊断疾病没有价值，不能作为判断依据，往往会建议患者定期复查、动态观察。本次无临床意义，如果有进一步演变就有临床意义。

CS 是否一定为 AE？

至于所有的 CS 是否都需要记录为 AE，其实大多数 CS 对应着检测值水平异常，辅助诊断了临床疾病，因此应该作为 AE 记录。但一些 AE 会同时对应若干个检验值水平的异常，因此可以列举所有与该 AE 相关的异常值数据，分别判断 CS 等级，统一记录。